図とイラストでよくわかる

子どもの
起立性
調節障害

― 最新の 診断・治療 から
日常生活のサポート まで ―

OD低血圧クリニック田中院長
田中英高 著

中央法規

はじめに

　朝起きられない、身体がだるい、気分が悪く、頭痛がして、遅刻や欠席を繰り返す、そんな子どもがたくさんいます。その子どもたちの半分ぐらいは、起立性調節障害（Orthostatic Dysregulation：OD）という病気です。特に小学校高学年から高校生の成長期に発症します。

　ODは、半世紀以上前から小児科医には知られていましたが、決定的な検査法がなかったので、一般には、怠け病か、不登校の症状と思われていました。ようやく今世紀になり、新しい検査法が登場し、正確に診断ができるようになりました。ODは自律神経機能の不具合で発症しますが、それには心理的ストレスが悪影響を与えていることから、心身の両面への治療が必要です。

　そこで日本小児心身医学会では、医療機関向けに「小児起立性調節障害診断・治療ガイドライン（一般外来向けガイドライン）」（2007年）と「専門医向け小児起立性調節障害診断・治療ガイドライン（専門医向けガイドライン）」（2012年）を出版しました。その後、約10年が経過し、全国の医療機関で同ガイドラインに沿ったOD診療が徐々に行われるようになり、現在では、一定の高い水準で診療を受けられるようになってきました。これを「診療の標準化」と呼びます。医師によって診断・治療方針が異なる、という事態は少なくなりました。

　しかし、全国的にODを専門的に診療する医師の数がいまだに少ないのも事実です。そこで患者さんたちが自分たちで可能な治療や日常生活の改善を行っていくことが大切です。

　その参考書として、拙書『起立性調節障害の子どもの正しい理解と対応』（中央法規出版、2009年4月発行）や『起立性調節障害の子どもの日常生活サポートブック』（中央法規出版、2010年11月発行）があります（両書とも、2017年に改訂版を発行しています）。初版からすでに10年以上経過しましたが、内容的には現在でも十分な価値が

あり、改変する必要はありません。両書は、ODを広く社会に啓発する目的で出版されたため、平易な内容になっています。これまでの10年間で啓発活動としての目的はほぼ達成されたと思います。

　最近はインターネットの普及もあり、読者の知識がより高度化し、より詳細なODの医学的知識を知りたい、最新情報を知りたい、あるいはもっと詳しくODの子どもの長期的経過を知りたい、という声が多くあります。そこで本書を執筆することになりました。

本書を治療の参考書にしていただきたい子どもと保護者

　本書は、ODの最新の診断・治療だけでなく、医学的知識について詳しく書いています。**表1**にあるように、今現在、ODに苦しんでいる人向きです。

　表1の①〜④の原因は、医療機関で正確に診断できていない、あるいはODの重症度に応じた治療が中途半端になっていることです。そのため、子ども自身が、なぜ自分がしんどいのかわからず、治療意欲がなくなっています。

　ODの治療を成功させるためには、ODの子どもと保護者が、**表2**のような条件をクリアしていくことが必要です。

表1　ODが治らない5つのケース

①すでに医療機関を受診しODと診断された、あるいは、ODの可能性があると言われて、1か月以上治療を行っているが、十分に改善しない場合

②すでに医療機関を受診しODと診断されたが、その後、子どもが受診を拒否して、治療ができないままの場合

③医療機関を受診したが、ODの診断がつかずに通院が中断している場合

④精神科に通院中、あるいは通院歴があり、治療を行ってもOD症状が続いている場合

⑤これまでの通院歴はないが、朝起床困難などのOD症状があり、すでに1か月以上の遅刻や欠席が続いている場合

表2　OD治療を成功させるために

Ⓐ 子ども自身と保護者が、自分の身体にどんな検査異常があるの
か、目で見て、「あ〜、そうだったんだ」と納得すること

Ⓑ ODという病気の原因、自律神経の仕組みを理解して、どんな
治療をすれば、いつ頃治るかの見通しを知ること

Ⓒ 思春期に特有の心の問題、家庭ストレスや学校ストレスに上手
に対処すること

Ⓓ 子どもの自律神経機能と体力に見合った学校選び、高校進学・
卒業後に起こりえる問題とその対策を学ぶこと

Ⓔ 子どもがⒶ〜Ⓓを学んだうえで、自主的に治療に取り組み、将
来に向き合うことができるように、家庭や学校で適切な配慮を
行うこと

本書の読み進め方

　本書での基本的な診断治療方法は、日本小児心身医学会から出版し
ている2つのガイドライン（一般外来向けガイドラインと専門医向け
ガイドライン）に沿っています。それは著者が両ガイドラインの作成
代表者だからです。本書ではさらに、その後の10年間の研究成果に
よる新しい診断方法（特に脳循環診断法）、診断結果による将来への
見通し、新しい治療法などを詳しく紹介しました。

　ODという病気の診断・治療、そして経過の理解を深めるために、
重症ODのモデルケースとして、すすむ君（仮名）の病歴をたどりな
がら、どのようにODの専門的治療を進めるのか、お読みください。

1 FAST & HUT 試験

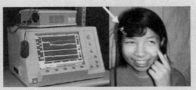
近赤外分光計(NIRS)

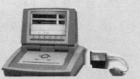
非侵襲的連続血圧測定装置
フィノメーター

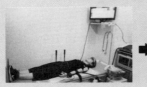
臥位

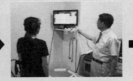
能動的起立試験
（FAST）

ヘッドアップ
チルト試験(HUT)

著者のクリニックで行っているFAST&HUT試験。1心拍ごとの血圧心拍測定には、非侵襲的連続血圧測定装置（フィノメーター、図上段右）を、脳血流を流す脳酸素化ヘモグロビン（Hb）量の測定には、近赤外分光計（NIRS）を使用する（図上段左、矢印は検出器）。検査手順は、最初にベッド上で臥位、その後、能動的起立試験（FAST）、再度、臥位になり、その後、ヘッドアップチルト試験（HUT）を実施する（図下段）。

2 測定機器（フィノメーターと近赤外分光計）

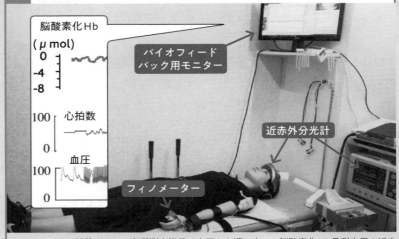

FAST&HUT試験における各種測定機器。右下から順に上へ、脳酸素化Hb量測定用の近赤外分光計（NIRS）、非侵襲的連続血圧測定装置（フィノメーター）、バイオフィールドバック用モニター。モニター上に、脳動脈血液量、心拍数、連続血圧が可視化され、起立中の変化を患者が直接目で見て、自分の起立性調節障害（OD）の状態を知ることができる。被検者の頭部に装着している近赤外分光計（NIRS）は、無線で送信するPocketNIRS。

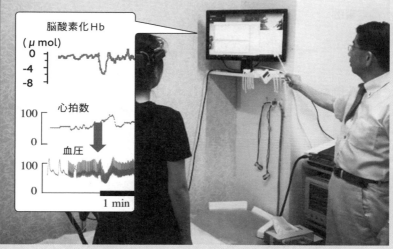

3 能動的起立試験（FAST）

FAST試験では、臥位から自分で起立する（能動的起立）。起立時の連続血圧・連続心拍と脳血流、脳酸素化Hbの変化を自分の目で見て、なぜ立ちくらみするのか、なぜしんどいのか、子ども自身が学ぶ。

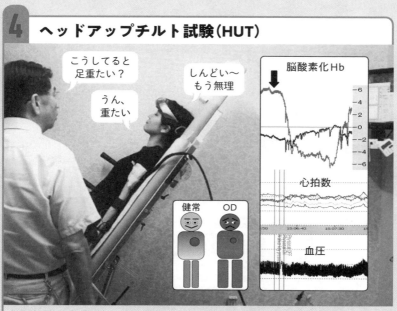

4 ヘッドアップチルト試験（HUT）

起立性調節障害（OD）では、下半身に血液が移動するため、足が重く感じる。NIRSで脳血流が低下するのがわかる。（図右上、矢印はヘッドアップ開始点）

5 FAST試験とHUT試験の脳酸素化Hb、心拍、血圧

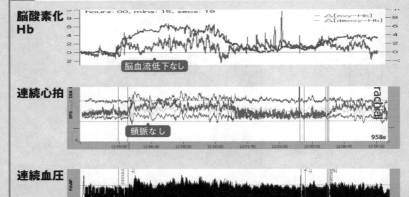

脳酸素化Hb

連続心拍

連続血圧

健常児のFAST&HUT試験。上段から脳血流を表す脳酸素化Hb量（赤線グラフ）、連続心拍数、連続血圧記録を示す。
グラフの左半分は、能動的起立試験（FAST）、右半分はヘッドアップチルト試験（HUT）の記録。

6 起立性調節障害では、こんな検査異常が！

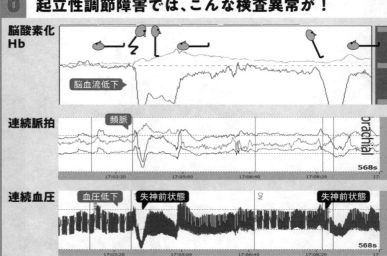

脳酸素化Hb

連続脈拍

連続血圧

16歳、起立性調節障害（重症）。能動的起立試験（FAST）では、起立直後に著しい血圧低下と脳酸素化Hb量（赤線グラフ）、すなわち脳血流低下を認め、約1分後に、気分不良、意識混濁など失神前状態になった。ヘッドアップチルト試験（HUT）では、約30秒後に失神前状態になった。

7 起立性調節障害7つのサブタイプ

起立直後性低血圧（INOH）

起立直後に強い血圧低下および血圧回復の遅延が認められる。
起立後血圧回復時間≧25秒or血圧回復時間≧20秒かつ非侵襲的連続血圧測定装置（フィノメーター）で求めた起立直後平均血圧低下≧60%
軽症型：起立中に血圧は徐々に回復する。
重症型：起立後3〜7分に収縮期血圧低下が臥位時の15%以上を持続する。

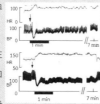

体位性頻脈性症候群（POTS）

血圧低下を伴わず心拍増加が強い。
起立3分以後心拍数≧115／分
（重症≧125／分）
または、心拍数増加≧35／分
（重症≧125／分）

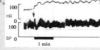

血管迷走神経性失神（VVS）

起立中に突然に収縮期と拡張期の血圧低下ならびに起立失調症状が出現し、意識低下や意識消失発作を生じる（図中↓f）。
重症はINOH、POTS、delayed OHを伴う。

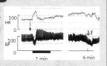

遅延性起立性低血圧（delayed OH）

起立直後の血圧心拍は正常であるが、起立3〜10分を経過して収縮期血圧が臥位時の15%以上、または20mmHg以上低下する。

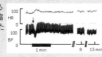

高反応型

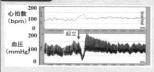

脳血流低下型

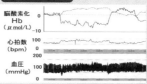

高血圧型

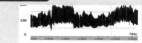

現在、起立性調節障害（OD）には7つのサブタイプがある。従来の4つのサブタイプに加えて、高反応型、脳血流低下型、高血圧型が報告されている。
高反応型：起立直後の収縮期血圧≧160、または50mmHg以上の増加　偽陽性率2.5%
脳血流低下型：近赤外線分光計（NIRS）で測定した前頭部脳酸素化ヘモグロビン量が-4
　　　μmol/L以上低下
高血圧型：起立時の収縮期血圧≧25mmHg　または　拡張期血圧≧20mmHg以上の増加

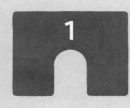

もくじ

8

第**8**章
さらに詳しく知っておきたい
起立性調節障害 Q&A

第1章

症状編

1

重症の起立性調節障害（OD）のすすむ君、彼の人生の旅路を追っていきましょう。

　すすむ君は、現在23歳。地方都市の郊外に在住。

　すすむ君は、日本生まれ、外資系の会社に勤める父親の長男です。父親が5年間の海外駐在勤務を終えて、小学5年生のときに帰国しました。編入した小学校で、なぜか「ガイジン、ガイジン」と、いじめられ、だんだんと登校を渋るようになりました。海外にいるときには、朝は元気に自分で起きていたのですが、最近は自分で起きてくることがなく、親が起こしてもなかなか目が覚めません。無理に起こすと、「吐きそう」「気分が悪い」「頭が痛い」と言って、身体を起こせません。何とか身体を起こして着替えさせる頃には、もう1時間以上も経っています。朝は食欲がなく、朝食はなかなか進まず、学校も2時間目から登校するようになってきました。そんな日がだんだん増えて、両親はとても心配したのですが、夏休みになって気楽になったのか、症状はなくなりました。2学期が始まりましたが、以前のような症状はたまにみられる程度で、遅刻もせず、登校できるようになりました。

　小学6年生になると、帰国から1年が経ち、日本の生活にも慣れてきました。クラスが替わり、仲の良い友達と一緒になったこともあり、かなり元気に登校できるようになりました。しかし、朝の起きにくさは完全にはなくなりませんでした。

　中学校に進学後も、元気に登校できていたのですが、5月の連休明けから、朝起床困難、頭痛、吐き気など、以前と同じ症状が出てきました。朝に無理に起こすと、フラフラしながらも立ち上がることはできるのですが、倒れそうになります。あるときは、洗面所で歯を洗っているときに気を失って倒れて、頭を打ってしまいました。こんな状況が続き、週1回ぐらい欠席するようになりました。

　近隣のかかりつけ医を受診したところ、血液検査をされました。特に検査異常はなかったので「少し様子をみましょう」と言われました。

　確かに、症状は朝にひどいのですが、午後から夕方になるととても

元気になり、家族と一緒に笑顔で食事をしています。食欲もあって体重も減りません。身長は1年で7cmほど伸びています。夜は兄弟でゲームを楽しくやっているので、親から見てとても病気には思えません。母親自身も子どものときには朝が苦手でしたが頑張って登校していたので、「しんどくても学校に行きなさい、根性がないわよ」と叱っていました。すすむ君が登校できた日は、元気に帰宅して「学校は友達とゲームの話をして楽しかった」と言うので、ホッとして、「そのうち、良くなるのかも」と気楽に考えました。

　そうしている間に夏休みになったので、すすむ君はお昼までゆっくり眠ることができました。ふらつきや頭痛も良くなりました。両親も安心して叱ることはなくなりました。

　ところが、9月に2学期が始まると、また朝に起きられない、気分が悪いなど、同じ症状が出てきました。時々遅刻するので、母親は「さっさと起きなさい！」とその都度叱っていましたが、登校できる日には、元気に通っていました。両親ともまだ起立性調節障害（OD）のことは知りませんでした。

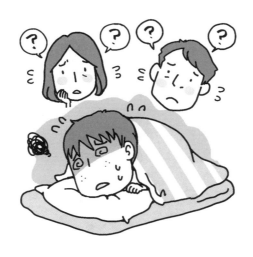

起立性調節障害には、このような症状があります

起立性調節障害（OD）の症状について、Q＆Aで解説します。

Q1 子どもが、朝なかなか起きられません。
起立性調節障害でしょうか？

A1 朝が苦手、という子どもはかなりいます。幼少児では体質的なものですが、思春期になって、朝なかなか起きられずに、時々遅刻しそうになったり、遅刻してしまう子どもは、起立性調節障害になっている可能性があります。

Q2 起立性調節障害には
どのような症状があるのでしょうか？

A2 よくある症状は以下のようなものです。
① 立ちくらみ、あるいはめまいを起こしやすい
② 立っていると気持ちが悪くなる、ひどくなると倒れる
③ 入浴時あるいは嫌なことを見聞きすると気持ちが悪くなる
④ 少し動くと動悸あるいは息切れがする
⑤ 朝なかなか起きられず午前中調子が悪い
⑥ 顔色が青白い
⑦ 食欲不振
⑧ 臍疝痛（強い腹痛）をときどき訴える
⑨ 倦怠あるいは疲れやすい
⑩ 頭痛
⑪ 乗り物に酔いやすい

その他にもさまざまな症状がありますが、これらの11項目のうち３つ以上当てはまるか、あるいは、２つであっても程度が強い場合には、起立性調節障害の疑いが強くなります。

Q3　このような症状は、ひどくなったり、ましになったりしますか？

A3　これらの症状は、１日のなかでも変化があり、一般的に朝や午前中に悪く、午後から夕方になると軽減します。また日によって症状が悪化することがあります。特に天候が崩れる前、例えば、台風の前、梅雨に悪くなります。

Q4　ほかにも症状はありますか？全然、勉強しないのですが……。

A4　起立性調節障害の程度が強くなって、遅刻や欠席を繰り返すような中等症や重症になると、勉強が手につかなくなります。学習面や行動面で次のような症状があります。

☐ 記憶力、思考力、集中力の低下：例えば、単語などを暗記してもすぐ忘れてしまう、読書してもその内容を覚えられない、覚えてもすぐ忘れる、問題文を目で読んでも頭に入ってこない、答えを考えても考えがまとまらないなど、思考力の低下、集中力の低下があり、その結果、勉強に手がつかなくなる。机の前に座って勉強をやり始めても苦痛になり、すぐにやめてしまう。

☐ 長く座っているとしんどくなったり頭痛がひどくなる、そのためにすぐに横になってしまう。

☐ イライラしやすくなる、少し注意するだけで、強く口ごたえしたり、カッとしやすい。
気分が落ち込みやすく、これまでより気力が低下している様子がある。

☐ 朝に目が覚めにくい子どもでは、必死に起こそうとしたにもかかわらず、全く覚えていない。無理矢理起こそうとすると、暴れて保護者が蹴飛ばされることもある。

Q5 起立性調節障害では、なぜこのような症状が起こるのでしょうか？

A5 起立性調節障害（OD）では、身体全体のバランスを整える自律神経機能が低下しているからです。自律神経は、心臓、脳や全身への血液循環、水分栄養の消化吸収、体温、睡眠などのバランスをコントロールしています。そのなかでもODで一番問題となるのは、座位や起立での脳血流が低下することです。その結果、立ちくらみやふらつきという低血圧症状だけでなく、脳の機能が悪化してしまうからです。記憶力、思考力、集中力の低下などは、中等症以上のODではほとんど必発といってよいでしょう。

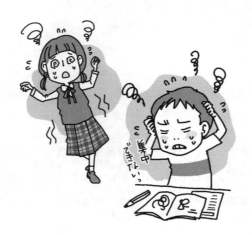

すすむ君は、中学２年生に進級。新学期が始まって１週間もしない
うちに、毎日、遅刻するようになりました。毎朝、起きづらく、立ち
くらみ、ふらつき、頭痛が続きました。５月の連休明けから症状がま
すます強くなり、登校できなくなりました。しかし、夜は元気になり
ます。これは去年と全く同じ症状です。母親は「どうしたの！　しっ
かりしなさい、誰でも朝はしんどいのよ！」と叱り、症状が軽い日に
は、学校まで車で送っていきました。
　クラス担任は、「すすむ君はまじめな生徒なので、怠けているので
はなく、何か病気があるのではないですか？」と母親に尋ねました。
　「以前に小児科を受診したのですが、病気は見つからなかったんです」
　「じゃあ、不登校なんですかね？」とつぶやきました。
　クラス担任もこのときには、起立性調節障害には気づかなかったよ
うです。

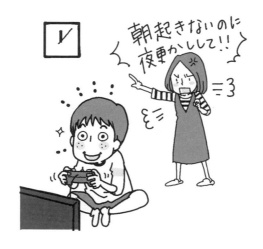

学校現場で早期にできる対応——子どもの健康度調査QTA30

　起立性調節障害や心身に問題をもつ子どもを、学校現場で早期発見できるチェックリスト「子どもの健康度調査（QTA30）」を、著者らと日本小児心身医学会が作成しました。

　近年の学校現場において、体調不良を訴える、あるいは心の問題を疑われる児童生徒が少なくありません。しかし、どの子どもにどのような支援を行ったらよいのか、見極めるのは悩ましい問題です。支援を必要とする子どもを早期に発見し適切な対応を行うことができれば、子どもは心身の健康を速やかに取り戻すことができると考えられます。

　QTA30は、心の問題をもつ子どもを早期に発見し、早期に必要な支援を行うことを目的に、心身のトリアージツールとして開発されました。また、医療機関においては心身の健康度を診断するアセスメントツールとして利用できます。

　QTA30が完成するまでの歴史は長く、初代バージョンから約30年にわたり著者らが開発し、最終的に日本小児心身医学会の研究チームとともに調査研究し、5代目バージョンとして完成しました。

　全体で30数個の質問項目があり、小学4年生から高校1年生までの児童生徒が自分で記入します。所要時間は2〜3分程度です。

　総得点が37点以上の子どもは、心身に問題をもっている可能性があるので、小児科などの医療機関で診察を受けたほうがよいとしています。

　さらにQTA30は、身体症状、抑うつ状態、自己効力感、不安症状、家族機能のいずれに問題があるのか、詳しく判定できます。

　ストレスはどの子どもにもありますが、ストレスが強すぎると心身に悪影響が出て、体調不良や精神不安定になることがあります。そこで症状が出始める前にQTA30を実施して、早期発見してあげること

子どもの健康度調査（QTA30）

※著作権の関係により、上記の表記としております。

が大切です。

　現在、田研出版株式会社から販売されています。手引書も販売されており、検査の信頼性、詳細な判定方法が記載されています。

　QTA30は児童生徒が自分で回答し、教員が判定すればどのような心身の問題をもっているのかがわかり、しかも小児科を受診すべきかどうかを判断できます。

　しかし、すすむ君の症状は2週間経ってもいっこうによくならず、かえって悪くなるようでした。

　「これは怠けではなくて、ほかの病気かもしれない」と心配になった母親は、インターネットで検索すると、すすむ君の症状は「起立性調節障害」と全く同じでした。"もしかして起立性調節障害？"と思い、かかりつけ医に相談したところ、「では、近隣の医療センターの小児科を受診してください。情報提供書を書きましょう」と紹介してくれました。

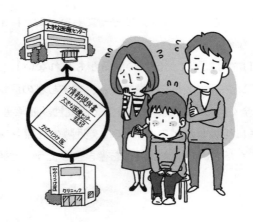

第 2 章

一般外来
診断編

2

1

すすむ君は、かかりつけ医が紹介してくれた近隣の医療センターを受診しました。最初に小児科担当医の問診がありました。母親の話を聞いた医師は、「たしかに起立性調節障害（OD）かもしれませんね。では、日本小児心身医学会の「小児起立性調節障害診断・治療ガイドライン」（以下「一般外来向けガイドライン」）にしたがって、診断を進めてみます」と言いました。

　担当医は、最初にすすむ君の症状をチェックしました。ODには図1の注1（4頁のA2も参照）のようなさまざまな症状があります。代表的な症状11項目のうち、3項目以上、または2項目でもその症状が強い場合に、ODを疑います。すすむ君は5項目に当てはまりました。そこで、医師は、診断アルゴリズムにしたがって、次のように①②③と診断を進めました。

①	起立性調節障害（OD）症状を生じる基礎疾患の除外診断
	例えば、鉄欠乏性貧血、神経疾患、心疾患、内分泌疾患の一部には、初期症状がODとよく似ているものがあります。ODと決めつけてしまうと治療が遅れてしまいます。他の病気が隠れていないか、最初に診断することが大切です（表4）。
②	新起立試験によるサブタイプ（図2、図3、図4）と重症度（表3）の決定
③	「心理社会的関与」の判定（表4）

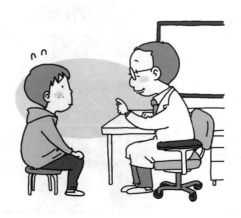

図1　ODガイドライン診断アルゴリズム

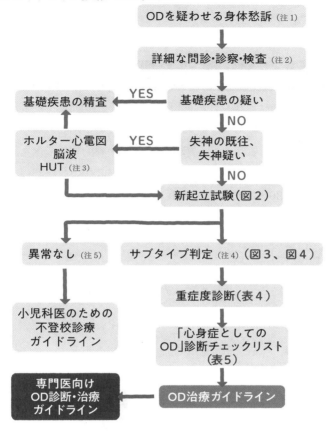

(注1) OD身体症状項目
（項目が3つ以上当てはまるか、あるいは2つであってもODが強く疑われる場合には、アルゴリズムに沿って診療する）
1. 立ちくらみ、あるいはめまいを起こしやすい
2. 立っていると気持ちが悪くなる、ひどくなると倒れる
3. 入浴時あるいは嫌なことを見聞きすると気持ちが悪くなる
4. 少し動くと動悸あるいは息切れがする
5. 朝なかなか起きられず午前中調子が悪い
6. 顔色が青白い
7. 食欲不振
8. 臍疝痛（強い腹痛）をときどき訴える
9. 倦怠あるいは疲れやすい
10. 頭痛
11. 乗り物に酔いやすい

出典：日本小児心身医学会

(注2) 検尿、便潜血、検血一般、電解質、腎機能、肝機能、甲状腺機能、心電図、胸部X線（または、心臓エコー）など
(注3) 脳波検査やホルター心電図で異常が見つかっても、それだけで患者の症状が説明しきれない場合には、新起立試験に進む
HUT(Head-up tilt test)：ヘッドアップチルト試験
(注4) サブタイプ判定
・起立直後性低血圧
・体位性頻脈症候群
・血管迷走神経性失神 [＊]
・遷延性起立性低血圧
(注5) 異常なしでも起立時の自覚症状が強ければ、1～2週間後に再度新起立試験

[＊] 日本循環器学会、失神研究会の名称変更に合わせて、神経調節性失神から改名した

解説

新起立試験とは？

　新起立試験は、起立性調節障害（OD）を診断するために開発された新しい起立試験です。従来から行われている起立試験は、臥位（身体を横にしている状態）と起立位の血圧と心拍数の変化を調べる方法です。新起立試験ではそれに加えて、起立直後の血圧回復時間を測定し、それが20～25秒以上に延長していれば起立直後性低血圧と診断します。

＜手順＞

❶　ベッドに安静臥位で血圧・心拍数を測定

❷　自分で起立する

❸　起立後血圧回復時間を測定する（図2）

❹　起立後、1～2分ごとに血圧・心拍数を測定する

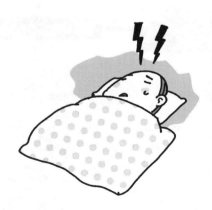

図2　起立後血圧回復時間の測定

　起立直後性低血圧の診断に必要です。血圧計カフを収縮期圧に加圧して、聴診器で聴きながら起立させます。コロトコフ音が再び聴こえるまでの時間が「血圧回復時間」です。

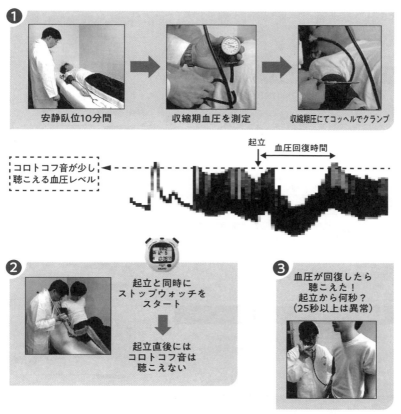

❶

安静臥位10分間　　　収縮期血圧を測定　　　収縮期圧にてコッヘルでクランプ

起立　　血圧回復時間

コロトコフ音が少し
聴こえる血圧レベル

❷
起立と同時に
ストップウォッチを
スタート

起立直後には
コロトコフ音は
聴こえない

❸
血圧が回復したら
聴こえた！
起立から何秒？
（25秒以上は異常）

出典：日本小児心身医学会

図3 サブタイプの判定基準

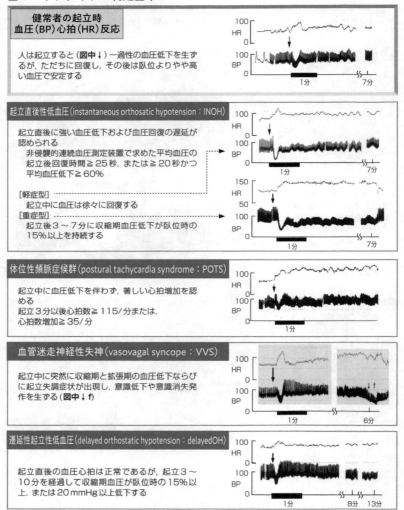

健常者の起立時 血圧(BP)心拍(HR)反応

人は起立すると(**図中↓**)一過性の血圧低下を生ずるが,ただちに回復し,その後は臥位よりやや高い血圧で安定する

起立直後性低血圧(instantaneous orthosatic hypotension:INOH)

起立直後に強い血圧低下および血圧回復の遅延が認められる
　非侵襲的連続血圧測定装置で求めた平均血圧の起立後血圧回復時間≧25秒,または≧20秒かつ平均血圧低下≧60%

[軽症型]
　起立中に血圧は徐々に回復する
[重症型]
　起立後3～7分に収縮期血圧低下が臥位時の15%以上を持続する

体位性頻脈症候群(postural tachycardia syndrome:POTS)

起立中に血圧低下を伴わず,著しい心拍増加を認める
起立3分以後心拍数≧115/分または,心拍数増加≧35/分

血管迷走神経性失神(vasovagal syncope:VVS)

起立中に突然に収縮期と拡張期の血圧低下ならびに起立失調症状が出現し,意識低下や意識消失発作を生ずる(**図中↓f**)

遷延性起立性低血圧(delayed orthostatic hypotension:delayedOH)

起立直後の血圧心拍は正常であるが,起立3～10分を経過して収縮期血圧が臥位時の15%以上,または20mmHg以上低下する

出典:日本小児心身医学会(非侵襲的連続血圧測定装置を用いた記録グラフ)

図4　新起立試験法によるサブタイプ判定

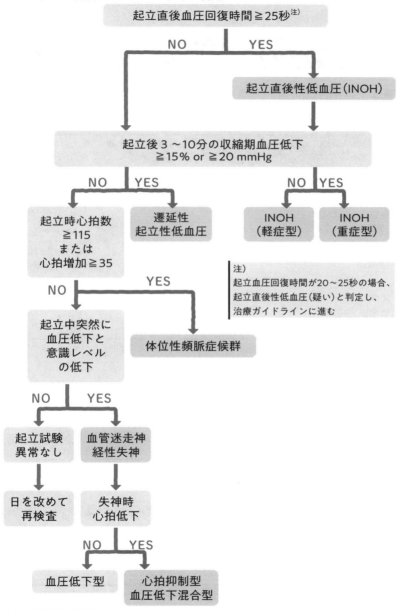

出典：日本小児心身医学会

重症度判定と「心身症としてのOD」診断チェックリスト

表3　重症度判定の基準 (13頁・図1「ODガイドライン診断アルゴリズム」を参照)

新起立試験の結果、および症状や日常生活状況から、軽症、中等症、重症のいずれかを判定してください。

	身体的重症度		
	軽症	**中等症**	**重症**
起立直後性低血圧 (INOH) (注1)	軽症型 （血圧が回復するタイプ）		重症型
体位性頻脈症候群 (POTS)	起立時心拍≧115 or 心拍増加≧35		起立時心拍≧125 or 心拍増加≧45
血管迷走神経性失神 (VVS)	INOHまたは、 POTSを伴わない		INOHまたは、 POTSを伴う
症状や 日常生活状況	時に症状があるが日常生活、学校生活への影響は少ない	午前中に症状が強く、しばしば日常生活に支障があり、週に1～2回遅刻や欠席がみられる	強い症状のため、ほとんど毎日、日常生活、学校生活に支障をきたす

（注1）INOHに、起立時心拍≧115 or心拍増加≧35、あるいは、起立時心拍≧125 or心拍増加≧45を伴う場合、それぞれ、INOH中等症、INOH重症と判定する。
（注2）遷延性起立性低血圧の重症度を判定できる基準はまだない。
出典：日本小児心身医学会

表4　「心身症としてのOD」診断チェックリスト (13頁・図1を参照)

保護者への問診、ならびに子どもへの問診・診察によって医師が判定してください。

☐ 1　学校を休むと症状が軽減する

☐ 2　身体症状が再発・再燃を繰り返す

☐ 3　気にかかっていることを言われたりすると症状が増悪する

☐ 4　1日のうちでも身体症状の程度が変化する

☐ 5　身体的訴えが2つ以上にわたる

☐ 6　日によって身体症状が次から次へと変化する

以上のうち4項目が時々（週1～2回）以上みられる場合、心理社会的関与ありと判定し「心身症としてのOD」と診断する。

判定　心理社会的関与　☐あり　☐なし

出典：日本小児心身医学会

その結果、すすむ君は起立性調節障害以外の疾患はなく、新起立試験では起立直後性低血圧と診断されました。重症度判定は、軽症でした（表3）。

　次に、「心身症としてのOD」診断チェックリストを使って判定してもらったところ、心理社会的関与あり、と判定されました（表4）。

第 **3** 章

治 療
軽症〜中等症編

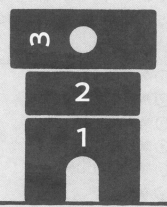

すすむ君は、医療センターの小児科で治療を受けることになりました。ガイドラインでは、表5にあるような治療のステップを組み合わせて行います。

　治療の第1ステップは、疾病教育です。担当医が起立性調節障害（OD）という病気の仕組みを説明し、なぜ身体がしんどいのか、その理由を学びました。そして具体的な治療方法について説明を受けました。例えば、全身の循環をよくするために、水分をこまめに摂取すること、運動すること、早く床に入ることなど、日常生活を規則正しくするように指示されました。また薬を服用するように勧められ、ミドドリン塩酸塩を処方されました。経過をみるために2週間後に再診するように指示されました。

　すすむ君はどのようにすれば、ODが治るのかがわかったので、少しずつ治療に取り組むようになりました。それまではあまり水分を摂らなかったのですが、1時間ごとに1杯の水分を心がけ、ゴロゴロする時間を減らして身体を動かすようになり、薬も続けました。

　2週間後の診察で、少し身体が動きやすくなったと担当医に伝えたところ、治療をさらに2週間、継続するように指示されました。

　治療を開始して1か月ほどで、身体が少し楽になりました。しかし、朝は自分で目覚めることができず、身体も起こせません。元気に登校できるまでにはならず、遅刻や欠席は続いたままです。母親はそれを担当医に伝えたところ、「すすむ君の新起立試験の結果は軽症なので、登校できないほどではないと思いますね。他に何か原因が……。あ〜、

表5　治療のステップ

① 疾病教育
② 非薬物療法
③ 学校への指導や連携
④ 薬物療法
⑤ 環境調整（友達・家庭）
⑥ 心理療法

心に問題があるかもしれないですね」と言いました。

　担当医は、初診時に行った「心身症としてのOD」診断チェックリストで心理社会的関与が「あり」と判定したことを思い出したのでした。担当医は、すすむ君は、ひょっとして不登校かもしれないと考えて、心理カウンセリングを受けるように勧めました。

　心理師によるカウンセリングをしばらく続けたのですが、症状は改善しませんでした。そのうちに通院がつらくなり中断してしまいました。あとでわかったことですが、すすむ君は、担当医から心の問題だと言われたことに釈然としなかったようで、これも通院したくなかった理由のようでした。

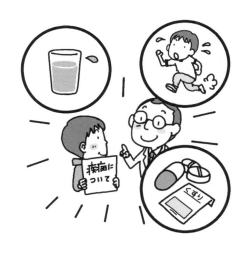

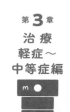

一般外来での治療

① 疾病教育

起立性調節障害を正しく理解して向き合い方を学ぶ

起立性調節障害（OD）の症状に対して、保護者や担任教師は「気持ちのもちよう」と考えがちです。「怠けていないで、朝はさっさと起きなさい。根性がない」などと叱ると、子どもは「自分は頑張って朝に起きようとしているのに、わかってもらえない」とネガティブな心理状態になり、かえって症状が悪化します。

治療の第一歩は、「ODは起立循環障害という特徴のある病気であり、根性論はひとまず横において、身体的治療から始める」という認識をもつことです。

例えば、病気の特徴（立ち上がったときに血圧の低下や脳血流低下を起こすので立ちくらみや頭痛が起こる、ひどくなると倒れることもある、少し動くだけで動悸がする、身体を横にしたり頭を下げると楽になる、症状は午前中に強く、午後から徐々に回復するという日内変動がある、夜にはなかなか寝つけない、季節や天候によって症状が変化する、ODになりやすい遺伝的な体質があること、心理的ストレスによってODが悪化することなど）を学んでおくことが大切です。

ODは自律神経機能不全によって身体や脳の循環調節が低下した病気です。「夜更かしを治せば朝起きられるようになる」という単純な理屈ではありません。どのような身体的治療を行ったらよいのか、専門的な知識を深める必要があります。担当医に尋ねたり、書籍で自ら学ぶことから始めましょう。

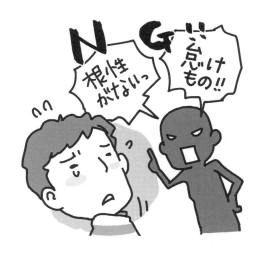

　コラムに記された禁句は正しい一面もありますが、子どもは自分の
ことをわかってもらえない、ととらえるので、親子関係が悪化し、さ
らに病態が悪化します。そこで、「この状態は身体の病気が原因であ
り、それが治ったら現状が打開できるので、今は治療に専念すること
を優先することが重要」と認識を変えていくことが大切です。それに
よって子どもの不安感が軽減し、精神的に安定しやすくなります。ま
た、親子関係の悪化も防ぐことができます。その結果、子ども自身も
治療に対して前向きになります。

　自律神経機能を正常化すれば、朝起床でき、通常の日常生活を送り、

夜の睡眠が改善します。登校することが治療目標ではないと認知を変えることが大切です。

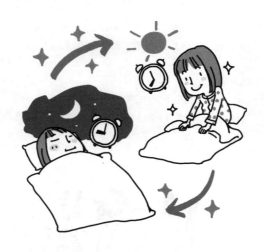

② <u>非薬物療法</u>

　すぐにできる日常生活での工夫や注意点があります。薬物療法を開始する前に、あるいは、薬物療法と同時に行いましょう（より詳しくは、コンプリート療法を参照してください（第6章・68頁参照））。

↓＜日常生活での工夫＞

☐ 日中は身体を横にしないようにします。だるいからと身体を横にしているとODがさらに悪化します。寝そべりスマホは止めましょう。室内でもできるだけ、身体を動かすように工夫しましょう。

☐ 起立時には、いきなり立ち上がらずに、お辞儀をするように前かがみになりながら、30秒ほどかけてゆっくり立ち上がります。特に朝の起床時、風呂で立ち上がるとき、授業での「起立、礼」などでは忘れずに行うようにしましょう。これによって急激な脳血流低下を防ぎ、立ちくらみ、ふらつき、頭痛を軽減することができます。

☐ 通学電車などで立つ場合には、両足を交差して筋肉を圧迫したり、

足踏みやつま先上げ動作を繰り返します。この動作によって下半身への血液貯留を軽減し、起立中の気分不良や失神を防ぐ効果が期待できます。

☐ 外出時には、着圧（圧迫）タイツ・ソックスの装着も同じ理由で効果的です。授業中に座っているときにも脳血流低下を起こすので、効果が期待できます。ただし、臥位や睡眠中に装着すると起立耐性が悪化します。帰宅後には必ず外しましょう。

☐ 睡眠リズムを整えましょう。眠くなくても、小学生高学年では午後9時までに、中学生では午後10〜11時までに就床するようにします。

☐ 気温の高い場所に長くいることは避けてください。暑気は、末梢血管を拡張させ、また発汗による脱水も加わり、血圧を低下させます。体育の授業を見学するときには涼しい室内で座って待機するようにします。

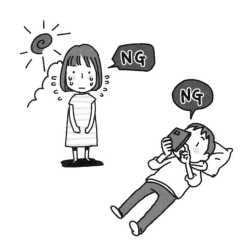

↓ ＜運動療法＞

☐ できるだけ毎日、ウォーキング（速足での散歩）をしましょう。最初は1日10〜15分から。登下校時の歩行を含めて1日の合計で少なくとも約60分を努力目標に、少しずつ増やしましょう。

☐ コロナ感染予防などで外出できない場合には、自宅内で歩くように

します。テレビを見るときも寝そべらず、立って足踏みをしましょう。

☐部屋の片づけや掃除、洗濯、炊事などの家事手伝いは、部屋のなかを動き回るので、ODには適当な運動療法になります。

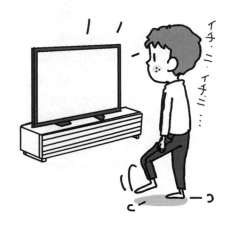

＜水分や食塩摂取＞

☐水分はこまめに摂りましょう。１時間毎にコップ１杯などと、決めておくと実行しやすいです。１日1.5〜２Lを目安にして、発汗が多ければその分を補いましょう。

☐食塩摂取は１日10〜12gを目安にしてください。臥位（身体を横にした状態）での血圧が正常であれば、その必要はありません。

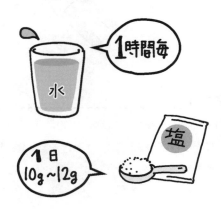

③ 学校への指導や連携

少しでも負担を軽減できる学校での環境調整を

　ODの子どもは、朝に身体を起こせないため、遅刻や欠席になりがちです。怠けや仮病と誤解されないために、学校関係者に次のような病気の説明をしましょう。

1 ODは身体の病気で、起立や座位で脳血流が下がり、特に午前中に悪化するため、朝の起床困難、起立困難が生じて、遅刻や欠席しやすい。また思考力・判断力が低下する。体調が回復してから登校する必要がある。登校した場合、いったん別室で体調を整えた後に、教室に入室するなどの配慮が望ましい。

2 水分摂取は1時間毎に行う。授業中や体育の授業でも水分補給を行う。

3 体育の授業は、体調に応じて実施できるが、試合や競争など、気分不良時にすぐ中断できない競技は禁止する。

4 気分不良が生じたら、脳血流低下を防ぐため、必ず臥位（身体を横にする）にする。

5 子ども本人が拒否しなければ、クラスメイトにもODという病気を知ってもらい、なぜ遅刻・欠席するのか、理解を得ることが望ましい。すべての教師やクラスメイトの理解が得られることで、子どもは安心し、心理的ストレスによるODの悪化を防ぐことができる。

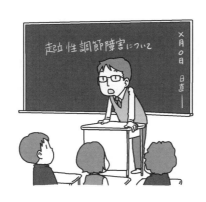

④ 薬物療法

　以上の①〜③を行ったうえで、効果が得られないときに薬物を併用します。薬物療法だけでは十分な治療効果を得られません。

　中学生以上では、子ども本人が自分で薬を管理し、自主的に服薬するのが理想的です。通常は、保護者が子どもに服薬させますが、口やかましくすると親子関係が悪化し、薬物療法に対して拒否的になることがあります。朝目覚める前にベッドの中で服薬する方法もありますが、子どもが嫌がる場合には、強要せず、時刻にかかわらず起床した後に服用しましょう。

　薬物療法を継続する場合、その効果が現れるには、中等症〜重症では、通常、2〜3か月以上かかります。楽にならないからといって、すぐに止めないようにします。

　一般外来向けガイドラインでは、**表6**のような薬物療法を推奨しています。

表6　＜年齢別の用量の目安＞ （処方量は医師が決定します）

	7〜9歳	10〜12歳	13歳〜
ミドドリン塩酸塩 (注1) **（1錠2mg）**	1〜2錠	2錠	2〜3錠
1回1錠、1日2〜3回、朝食前と昼、または朝食前と夕食後か、眠前			
アメジニウムメチル硫酸塩 (注2) **（1錠10 mg）**	0.5錠	0.5〜1錠	1〜2錠
1回0.5〜1錠、1日2回、朝食前と昼、または朝食前と夕食後か、眠前			
プロプラノロール (注3) **（1錠10mg）**	1錠	1錠	1〜2錠
1回1錠、1日1〜2回、朝食前、昼食後			

（注1）ミドドリンの長期使用により効果が減弱する場合には、1週間以上の休薬によって効果が回復すると指摘されている。
（注2）メチル硫酸アメジニウムは、起立時頻脈（＞115拍/分）を生じる可能性があり症状を悪化させる場合がある。
（注3）プロプラノロールの使用は、体位性頻脈症候群に限る（小児での効果の報告はまだ少ない）。

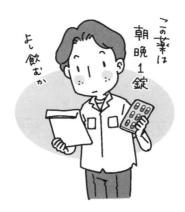

⑤ 環境調整（友達・家庭）

　遅刻や欠席を繰り返している子ども（中等症〜重症）は、自分の身体症状に対して強い不安を感じています。立ちくらみ、強い倦怠感、持続する不眠への不安だけでなく、学業が遅れ友達からの疎外感で焦りを感じてきます。このようにODが直接原因で生じる諸問題を、一次障害といいます。

　これに加えて、保護者や家族、あるいは学校側に病気の理解が乏しいと、怠け者か仮病だ、頑張りが足りないのだ、と叱り続けてしまい、子どもは自宅でも学校でも居場所がなくなり、精神不安定になり部屋にひきこもるようになります。その結果、運動不足、昼夜逆転生活に陥り、さらに自律神経機能が悪化します。これを二次障害といいます。

　二次障害を生じているODでは、環境調整を十分に行う必要があります。その基本は、保護者と学校関係者がODの病態や発症機序をよく理解し、子どもへの接し方や対応を修正します。学校では、すべての教員や校長にODについて疾病理解を深めてもらうことが大切です。たった一人の教員に理解がなかったために、ODの子どもを叱りつけてしまい、完全な不登校に陥ったこともあります。10年前に比べて最近は学校関係者の理解が非常に進み、このような悲劇は少なくなりつつあります。

中等症～重症では、治療には長期間（2～3年以上）を要しますが、家庭や学校で、ODの子どもに適した環境に変革すれば、いずれ子どもは回復します。決して焦らず「子どもを信じて見守る」ことが大切です。

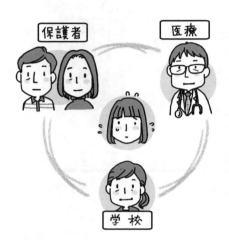

⑥ 心理療法

　通常は、軽症～中等症では心理療法は必要ありません。重症のODでは心理療法を実施する場合もあります。また神経発達症（発達障害）を併存し、不登校が遷延している場合で、子ども自身が心理療法を希望する場合にも実施します。心理療法にはさまざまな技法がありますが、基本的にはカウンセリングが中心となります。カウンセリングは医師が実施する場合もありますが、通常は心理師が行い、時間枠を決めて予約で行います。したがって、一般外来で心理療法を行うことはありません。

第4章

重症の
起立性調節障害の
経過とは？

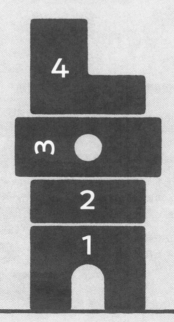

すすむ君は中学3年生になりましたが、通院が嫌になり、母親が代わりに受診して薬をもらっていました。朝は相変わらず起床できず、ふらつきやだるさが強く、週に半分程度やっと午後から出席できるぐらいで、なかなか治りませんでした。一方、クラスメイトは高校受験の準備に入り慌ただしく、すすむ君は取り残されたように感じて、イライラし落ち込むことが増えて、症状がどんどん悪くなり、ほとんど登校できなくなりました。両親はとても心配になり、叱ってはいけないと思いながらも、「しっかりしなさい」と口うるさくしてしまうようになりました。

　しかし、どうしてこんなに悪くなってしまったのでしょうか？

　起立性調節障害（OD）が悪化する場合、その病態を増幅させるメカニズムがあります（図5）。それを知ることが大切です。すすむ君と両親は、それを知らなかったので状態がどんどんと悪化したのです。

図5　起立性調節障害の中学生が抱える諸問題

- 体動時や起立中の血圧低下、頻脈による活動性の阻害（朝起床困難、動くと動悸がするなど）
- 脳血流低下に起因するさまざまな精神活動性の低下（集中力、記憶力の低下→学力の低下、気力低下）
- 日常生活リズムの破綻
- 長期欠席から生じる身体・心理・社会的不都合
  友達からの孤立や学業の遅れ
- 活動性低下による自律神経機能低下
  高校進学への不安
  保護者の焦り

保護者は「怠け、仮病だ」→叱って登校を強要

子どもは、なぜ自分がしんどいのか、わからずに不安、親に叱られ、反発自尊感情の低下

親子関係の悪化

起立性調節障害の中学生が抱えるさまざまな問題とは？

　起立性調節障害（OD）が悪化するときには、身体的、心理的、社会的問題が複雑に絡んでいます。朝起きられない原因は夜遅くまで起きているからだ、という考えは短絡的です。どのような増悪メカニズムが潜んでいるのか、治療においてはその問題点を発見し修正すること（治療的介入といいます）が大切です。

① 　原因は、自律神経機能の不全状態です。これによってODが発症し、体調不良が起こります。
・体動時や起立中の血圧低下、頻脈によって日常活動に支障が出ます（朝起床困難、動くと動悸がするなど）。
・脳血流低下によるさまざまな精神活動や認知機能の低下（集中力、記憶力の低下→学力低下、気力低下）が起こります。
・その結果、日常生活リズムが乱れてきます。
② 　遅刻や欠席が生じると、学校では友達同士の話題についていけず、友人から孤立しがちです。また神経発達症を併存していると、この状態が加速します。
　身体的な不安に加えて、学業が遅れ、中学3年生では高校進学への不安が強まり、自分はもうダメだ、と自信喪失します（自尊感情の低下）。
③ 　その一方で、保護者や教師からみると、外見は元気そうにしているので（特に午後から夕方にかけて）、本当に病気なのか、と疑ってしまいます（病気への無理解）。「誰でも朝はしんどいのだ、根性がない」と批判的で拒否的な感情で子どもに接してしまいがちです。
④ 　子どもは保護者に依存している存在ですが、思春期は第2反抗期といわれるように反抗も強くなります。「依存」と「対立」という、

第4章
重症の
起立性
調節障害
の経過
とは？

4

対極した感情（アンビバレンス）をもちます。ODではこの感情が
さらに増強されます。身体がつらいので依存が強まる反面、保護者
が「しっかりしなさい」と叱ると、「自分は頑張っているのに、な
ぜ怒られるのか」と反抗的になるからです。

⑤　②、③、④がさまざまな程度に合わさり、遅刻や欠席・不登校→
ひきこもり→さらに活動性低下が生じて、精神的にイライラしたり、
気分の落ち込みがみられます。

⑥　そのため、運動不足→身体機能の増悪→自律神経機能不全状態が
深刻になるという、悪循環に陥ります。

⑦　ひきこもりが続くと友人からますます孤立するようになり、自尊
感情がさらに低下します。

⑧　親子関係が悪化して内的葛藤が強まると、ストレスによって自律
神経機能がさらに悪化します。

　すなわち、OD発症という一次障害（①）から、さまざまな現象が
引き起こされ（②，③、④）、二次障害が生じます（⑤）。さらにそれ
らが悪循環を繰り返し（⑥、⑦、⑧）、ODが重症化することになり
ます。

　このような重症化のメカニズムを十分に理解することで、悪循環を
食い止め、改善のための方策を講じる必要があります。

中学３年生の２学期、すすむ君は症状が治らないまま、高校受験の時期を迎えてしまいました。朝は全く起床できません。本人が「起こしてほしい」と言うので、午前７時頃から何度も声をかけますが、全く目が覚めません。２時間ほどかけて、ようやく目覚めても、身体を起こすとフラフラして、また横になってしまいます。

　11月になっても週の半分程度しか登校できません。このままの状態が続けば、高校も朝から通えないかもしれない、と不安が募ります。そう思いながらも、「高校生になったら、環境も変わるし、身体もよくなるかもしれない」と、本人も両親も期待を込めて、全日制高校を受験することにしました。その高校は、自宅からの通学時間は約30分、15分ほど電車に乗りますが、それほど負担にならないだろうと考えたのです。

　成績が比較的よかったすすむ君は、その高校に見事に合格しました。気持ちも楽になり、高校生活に夢を馳せつつ、春休みは気分よく過ごすことができました。休みなので、お昼頃に起床して、のんびりと寝ころがってスマホをしたり、たまには午後から友達と遊びに行ったりしていました。両親も元気そうな表情のすすむ君を見て、「この調子なら、高校に通えるだろう」と安心していました。

　４月、高校の入学式には出席できました。しかし翌日の授業初日、朝になかなか身体を起こせません。遅刻しそうになったので、あわてて両親が車で送りました。何とか初日の高校生活を終えたすすむ君は、帰宅後はぐったりしていました。その翌日からの様子は、中学生のときと全く同じで、朝に目が覚めず、午後にようやく起床し、親が車で送って登校することが続きました。両親も仕事をしながら子どもを送るので、イライラして「早くしなさい！　夜遅くまでスマホをしているからでしょ！」と叱ってしまいます。すすむ君も「わかってる、何度も言うな！」と口答えします。再び、親子関係も悪くなりました。すすむ君は、高校に毎日出席できない苛立ち、追いつかない勉強、提出すべき課題がたまってしまい、落ち込むようになりました。

第**4**章
重症の
起立性
調節障害
の経過
とは？

定期的に通院していたので、担当医が新起立試験を行いましたが、結果は体位性頻脈症候群の軽症でした。「ODは軽症ですね。むしろ、うつ病になっているのでしょう」と担当医は言い、精神科に転院することになりました。

　精神科で診察を受けたら、「うつ病の可能性もあるので、お薬を出しましょう」と、抗うつ剤を処方されました。しかし服用後、吐き気が出て、眠気が強くなったので、服用を止めてしまいました。精神科への受診も途切れてしまいました。

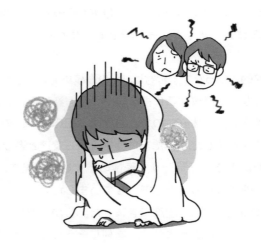

解説

うつ病と起立性調節障害を間違えやすい理由

　近年、うつ病の診断はアメリカ精神医学会によるDSM－5というマニュアルに基づいて行うことが多くなりました（**表7**）。精神科医のなかには小児科領域の疾患である起立性調節障害（OD）に馴染みのない人もおられます。すすむ君のようにODが長引いたり、重症になるとうつ病によく似た症状になります。

表7 大うつ病性障害の診断基準
　　DSM-5（精神疾患の診断・統計のマニュアル、アメリカ精神医学会）による

以下のA～Cをすべて満たす必要がある。

A：以下の症状のうち5つ（またはそれ以上）が同一の2週間に存在し、病前の機能からの変化を起している；これらの症状のうち少なくとも1つは、1　抑うつ気分または2　興味または喜びの喪失である（注：明らかに身体疾患による症状は含まない）。

☐1　その人自身の明言（例えば、悲しみまたは、空虚感を感じる）か、他者の観察（例えば、涙を流しているように見える）によって示される、ほとんど1日中、ほとんど毎日の抑うつ気分（注：小児や青年ではイライラした気分もありうる）。（○）

☐2　ほとんど1日中、ほとんど毎日の、すべて、またはほとんどすべての活動における興味、喜びの著しい減退（その人の言明、または観察によって示される）。（○）

☐3　食事療法中ではない著しい体重減少、あるいは体重増加（例えば、1か月に5％以上の体重変化）、またはほとんど毎日の、食欲の減退または増加。（注：小児の場合、期待される体重増加が見られないことも考慮せよ）

☐4　ほとんど毎日の不眠または睡眠過多。（○）

☐5　ほとんど毎日の精神運動性の焦燥または制止（ただ単に落ち着きがないとか、のろくなったという主観的感覚ではなく、他者によって観察可能なもの）。（○）

☐6　ほとんど毎日の易疲労性、または気力の減退。（○）

☐7　無価値観、または過剰あるいは不適切な罪責感（妄想的であることもある）がほとんど毎日存在（単に自分をとがめる気持ちや、病気になったことに対する罪の意識ではない）。（○）

☐8　思考力や集中力の減退、または決断困難がほとんど毎日存在（その人自身の言明、あるいは他者による観察による）。（○）

☐9　死についての反復思考（死の恐怖だけではない）、特別な計画はない反復的な自殺念慮、自殺企図、または自殺するためのはっきりとした計画。

B：症状は臨床的に著しい苦痛または社会的・職業的・他の重要な領域における機能の障害を引き起こしている。

C：エピソードが物質や他の医学的状態による精神的な影響が原因とされない。

表7に示した診断基準の項目のうち、5つ以上あれば、うつ病の可能性が高くなります。では実際にすすむ君に当てはめてみましょう。該当項目には（○）を付けたところ、7項目が当てはまります。精神科医がすすむ君に抗うつ剤を処方したのは医学的には間違っていません。

　実際、著者らが行った研究では、ODの初診患者さん88名中、73名（83％）がうつ病の診断基準に当てはまりました。しかし、共同研究者の精神科医が詳細に診断したところ、実際には11名（12.5％）だけでした。すなわち診断項目だけで判断するとODはうつ病と見間違う危険性が高いことがわかります[1]。

　ODが長期化し重症になった高校生以上ではうつ病を併発する危険性が出てくるのも事実ですが、ODは一見してうつ病に見間違いやすい点については注意が必要です。

　最近では、精神科医の先生方への啓発活動が進み、ODに対する認知度が高くなった印象があり良い傾向だと考えています。

　すすむ君は体調が悪いながらも、週に2～3日、何とか午後から登校する生活を続けました。学校側の理解もあり、高校2年生に進学できました。しかし、症状は改善しませんでした。毎日、身体はだるく、学校から帰宅後も課題に追われる生活で、高校生活を楽しめるどころではありません。土日はほとんどベッドの上で、寝そべりスマホをしていました。両親は、いつになったらよくなるのかわからず、心配は募るばかりです。

　高校は中学校と違って、進級には出席日数が重要です。とうとう、高校2年生の2学期に留年が決まってしまいました。すすむ君は気分が落ち込み、部屋にこもることが多くなりました。結局、高校は退学することになりました。

　クラスメイトは高校3年生になり、大学受験や就職を目指しているという情報がSNSから入ってきます。すすむ君の気分は落ち込み、ほとんど外出しなくなりました。自宅で運動や身体を動かすこともあ

りません。将来のことを考える気持ちにもなれず、昼夜逆転に近い生活でした。両親もどうしたらよいのかわからず、"しばらく様子を見るしかない"と思いながらも、ゴロゴロしている子どもを目にすると、「スマホばかりしないで、少しは動いたらどう？」「いつまでも起きていないで、早く寝なさい」と叱ってしまいます。そのたびに、「わかってる！　もう、うるさい」と口喧嘩になります。

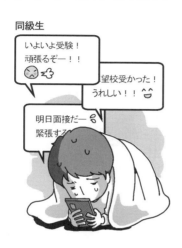

解説 ▶

起立性調節障害の高校生が抱える諸問題

　起立性調節障害（OD）が中等症〜重症のケースの多くは、高校生の年齢までもち越します。高校での学校生活は中学校と比べて劇的に変化します。その変化は、実際に自分が体験するまで予測できないものです。ODの子どもではその変化についていけず、心身ともに疲弊してしまいます。次のような状況の変化があります。

1　中学校よりも長い通学時間、立ちっぱなしの電車通学

　地元の公立中学校は、自宅の近辺にあります。しかし、高校は自宅から離れた場所にある場合がほとんどです。通学時間が1時間以上か

第**4**章
重症の
起立性
調節障害
の経過
とは？

かることもあります。たいていの通学電車では立ちっぱなしになります。ODの多くは、これでノックダウンです。遅刻や欠席が続くことになります。やむを得ず、保護者が車で高校まで送っていくケースもありますが、保護者の勤務が妨げられ、親子関係がぎくしゃくします。

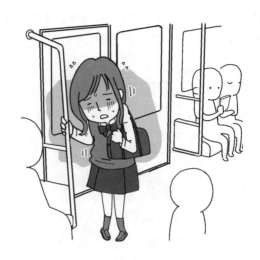

2　中学校と違って、わずかな欠席日数でも進級が困難に

　中学は欠席が多くなっても、本人が希望するなら進級と卒業はできます。しかし、高校は欠席が3分の1を超えると進級が困難です。公立高校では、ある特定の授業（例えば、社会科）だけの欠席が3分の1を超えただけで、留年になることもあります。月曜日の1時間目にどうしても遅刻してしまう、というだけで留年になったケースもあります。

　最近は、ODに対して理解のある全日制高校も増えてきました。放課後に補講をしたり、レポート提出で対応する高校もあります。どのような減免措置があるのか、入学前に確認するのがよいでしょう。

　中学校での欠席が多い子どもの場合には、通信制高校への進学が適していることもあります。通学時間などを勘案して、体力に見合った高校へ進学することもよいでしょう。詳細は、拙書『改訂 起立性調節障害の子どもの日常生活サポートブック』を参考にしてください。

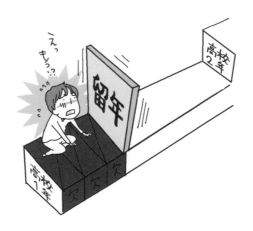

3　留年をしてはならないという心理的圧力

　一般的に高校の教師は、「とにかく頑張って、出席してください。出席日数が足りなければ、どうしようもありません」と言います。そのため保護者は朝に子どもを必死で起こそうとします。毎日、毎日、朝起床しなければならない、という心理的圧力がかかり、それが自律神経機能を悪化させて、ODが悪化します。

4　授業は基本的に座学のためデコンディショニングを起こす

　出席できた日も、朝から夕方まで、座っての授業であり、運動量が少ないです。しんどくて体育の授業に出られない場合は、教室で座って過ごすことになります。これがデコンディショニングを生じて、ODを悪化させます（第6章・74頁参照）。

5　デコンディショニングが脳機能を低下させる

　脳を循環する血液には、脳活動を維持するために重要な成分を含んでいます。酸素、ブドウ糖、アミノ酸がその代表です。ODでは脳血流低下を起こしますが、デコンディショニングによってそれがさらに加速し、脳機能が著しく低下します。脳の場所では前頭葉の脳血流低下が確認されているため、思考力、集中力の低下など高次脳機能が低下します。

　重症のODの子どもたちの多くが、「勉強に集中できない、数学の問題を考えられない、英単語が覚えられない、文章が目に入るけど意

第**4**章
重症の
起立性
調節障害
の経過
とは？

味がわかるまでタイムラグがある、文章を読んでもすぐ忘れてしまう」と自覚しています。これは脳血流が低下している状態、あるいは、それが長期間続き、脳細胞の活動性が低レベルでリセットされている状態、と考えられます。

6 学業が追いつかない

授業を欠席すると、当然、成績が悪くなります。出席できないという焦りだけでなく、学力低下という心理的ストレスが追い打ちをかけます。

進級に際して成績を重視する高校では、出席していても留年するという悲劇が起こることもあります。

7 留年、転校、退学という現実に直面

出席日数が足りずに、進級できないことが決まると、留年するか、転校するか、退学するかを決めなければなりません。この心理的ストレスによって抑うつ状態に陥ることがあります。この悲劇を回避するためには、高校入学時に、進級できない可能性も想定し、留年、転校、退学などの選択肢をあらかじめ考えておくことが必要です。

8 学力低下により卒業後の進路を決定できない焦り

高校卒業後の進路選択も悩ましい限りです。ODの症状を抱えながら、就職するのか、進学するのかを決めるのは、難しい問題です。いずれかを選択しても、「果たしてこの体力でやっていけるのか」と子ども自身の不安が高まり、なかなか決めることができません。保護者もじっと我慢していられず、「いったいどうするの！」と追い打ちをかけてしまいます。

体力的に自信がないと、就職よりも進学を選択することが多いですが、専門学校や単科大学以外の大学では学部を決めて受験しなければなりません。学部によっては受験科目も異なります。進路を決定しなければ、受験対策も立てられず、不安が募ってさらにODを悪化させます。

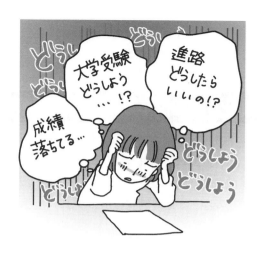

　高校生のODでは、以上のようなさまざまな難題を一つずつ解決していく必要があります。

　その後の半年間、すすむ君は昼夜逆転生活でしたが、両親も口やかましくしないようにしていたので、自分のペースで生活できて精神的にも安定し、少しずつ元気を取り戻してきました。すすむ君は大学に進学したかったので、高校卒業程度認定試験を受けることにしました。

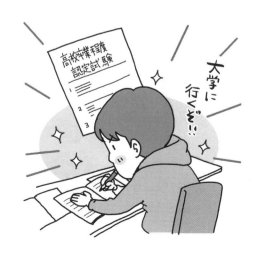

第4章
重症の
起立性
調節障害
の経過
とは？

高校の種類および高校卒業程度認定試験について

　高校の種類は数多くありますが、起立性調節障害（OD）の子ども
は病状によって通常の出席が困難な場合もあり、教育課程による分類
を参考にして高校進路を決めるのがよいでしょう。これには、①全日
制課程、②定時制課程、③通信制課程があります（**図6**）。

　全日制課程では、普通科と専門教育科などの学科分類がありますが、
いずれも中学と同じように週5日以上、午前午後の授業があります。
高等学校学習指導要領では、履修に関する詳細な記載はありますが、
進級のための出席日数の規定はありません。
　「障害のある生徒については、学校教育法施行規則に『児童が心身
の状況によって履修することが困難な各教科は、その児童の心身の状
況に適合するように課さなければならない。』（学校教育法施行規則第
104条で高等学校に準用される第54条）と定められている。このため、
障害のある生徒などに対しては、生徒の実態に即して、各教科・科目

図6　高校卒業資格取得の流れ

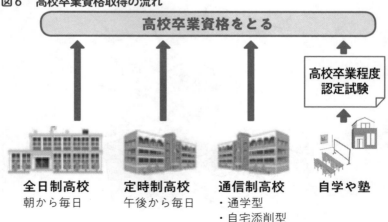

の選択を適切に指導するとともに、その内容の取扱いについては、増加単位、必履修教科・科目の単位数の一部減、各教科・科目の内容の選択などの方法を活用し生徒の実態に即して適切に指導する必要がある」と規定されています。しかし現状では、全般的に全授業数の約3分の2を履修しなければ、進級、あるいは卒業困難になります。私立高校のなかには全日制課程でも、かなり欠席が多くても卒業可能な高校もあります。しかし、ODの子どもで欠席が多くなると、心理的焦りが高まり心身ともに疲弊します。毎日の登校に自信がなければ、定時制課程や通信制課程を選択肢として考えるほうがよいでしょう。

あるいは、高等学校卒業程度認定試験（高認）による高等学校卒業資格を取得するという選択肢もあります。高認は、より多くの人に進学や就職のチャンスを与えるために、合格することを目的とした試験です。全部で14科目ありますが、選択して10科目を受けます。もし高校進学後に履修した科目があれば、それは免除されます。各科目の合格率は約80%なので、決して難しくはありません。1年に2回（例年は8月と11月）受験できるので、不合格になっても何度でも受験できます。試験会場は47都道府県のすべてにあります。ODの子どものなかには、中学校を卒業したその年のうちに受験して合格するケースもありました。専門学校や大学に進学するまで2年以上もあるため、自分で好きな勉強をしたりアルバイトをしたりと有意義な時間を過ごしていたようです。

義務教育の中学校を卒業すれば、かなり多くの選択肢があります。ODの子どもでは自分の病状や体力に見合った進路選択をすることがとても大切です。

担当医は、「身体を動かしたほうがよいのでアルバイトでもしたらどうか」と勧めましたが、すすむ君はその気にはなれず、塾に週1〜2回通って大学受験に備えました。体調は少しよくなったものの、外出した翌日には体調を崩して横になることが多く、家にいる間は寝そべってスマホにふけっていました。

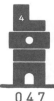

第4章
重症の
起立性
調節障害
の経過
とは？

4

すすむ君は、18歳の夏に高等学校卒業程度認定試験に合格、その翌年には近隣の中核都市の大学に合格しました。自宅からの通学には2時間以上かかるため、大学の近所に下宿することになりました。一人暮らしは想像以上に大変です。衣食住を自分一人でしないといけません。身体の負担も大きく、どうしても遅刻や欠席をしてしまいます。しかし、勉強を頑張って大学1年生は何とか単位を取得できて、2年生に進級が決まりました。

　ちょうどそのとき、世間では中国で発生した新型コロナウイルス感染症（COVID-19）が世界に広がり始めていました。3月には日本でもコロナパンデミックが大問題となり、政府は日本の学校をすべて休校にしました。すすむ君の大学もオンライン授業となりました。世間は外出自粛、すすむ君も2〜3日に一度食料品を買い出しに行くだけで下宿にこもる生活になりました。大学1年生の昨年は、欠席が多く、精神的にかなりストレスがかかっていたのですが、コロナ休校のおかげでかなり楽になりました。

　9月から大学の対面授業が始まりました。オンライン授業がなくなったので、すすむ君は朝から通学しなければならなくなりました。しかし、朝に起きようと思っても、身体を起こすことができません。トイレに行くのもふらついて倒れてしまいました。午後からも身体が楽にならず、気持ちは焦るのですが、身体が動かず、ほとんど通学ができなくなりました。年末までこの状態が続き、気分的にも落ち込み、下宿にひきこもるようになりました。またまた昼夜逆転生活、食事はコンビニ弁当で済ませる毎日です。

　てっきり大学に通っていると思っていた両親は、大学から欠席が続いているという通知を受け取り大慌てです。自宅に戻そうとしましたが、すすむ君は言うことを聞きません。ODが悪くなったのではないか、他の病気ではないかと考えて、ようやく9月末に以前の担当医を再診することとしました。

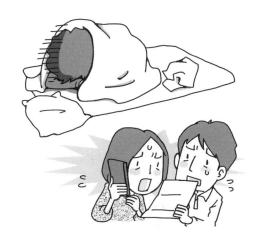

解説

大学進学後や就職後に生じる問題

　起立性調節障害（OD）は大人になれば自然治癒するだろう、とい
う甘い見通しから、安易な気持ちで大学や専門学校に進学してしまう
ケースを、著者は数多く経験しています。

　しかし、大学・専門学校進学後には、次のような問題が出てきます。

- ・　自宅から、片道1〜2時間かかる長い通学時間
- ・　下宿生では、炊事洗濯など自立した日常生活
- ・　レポート提出や多くの課題による睡眠不足→生活リズムの乱れ
- ・　大学・専門学校進学において、将来の夢や職種への明確な目的が
　なかった場合、授業に興味がわかず、苦痛になる
- ・　以前と異なり、最近の大学・専門学校は出席率を重視し、IDで
　管理する。そのため、遅刻や欠席が増えると単位取得が困難になり
　留年の可能性が増える
- ・　大学・専門学校は授業料が高いため、留年すると保護者の負担が

第**4**章
重症の
起立性
調節障害
の経過
とは？

増える

- 　中学や高校時代と同じように登校しなければならない切迫感が強くなり、心理的ストレスが増強し、うつ病を発症することも少なくない

　重症ODでは、しっかり治療を行わないと治癒しません。安易な気持ちで大学・専門学校に進学することは好ましくありません。

　担当医は再度、新起立試験を実施したところ、起立時に心拍数が35拍／分と上昇し、体位性頻脈症候群の軽症と診断されました。しかし、症状の強さと検査結果が一致しないので、専門医の診療を受けるように指示され、著者のクリニックが紹介されました。

1）田中英高、稲田泰之、他、子どものうつ診断の諸問題　起立性調節障害との鑑別について．心身医学 2008：48（6）；502

第5章
起立性調節障害の
最新診断法

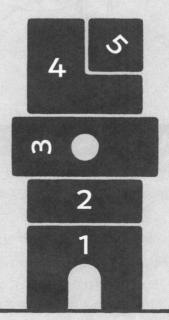

10月末に、すすむ君は両親に付き添われて著者のクリニックを受診しました。長身で青白い顔をしていますが、穏和な人柄のようです。面接では、「下宿で頑張って、来年復学します。自宅に戻ると親がうるさい」と、弱々しい声で気持ちを吐露しました。

　まずは、ODがどの程度の重症度か、FAST＆HUT試験を行いました。その結果、重症ODと判定されました。すすむ君と両親にとっては予想外のことでした。

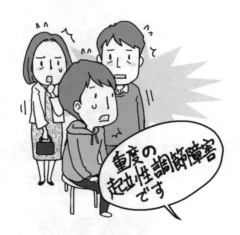

FAST＆HUT試験について

　最新の検査法であるFAST＆HUT試験（Finometer-brainNIRS Active Standing & Head up tilt）を紹介しましょう（巻頭図参照）。

　これは2つの起立試験（FASTとHUT）で構成されています。

　FAST試験は、フィノメーターという非侵襲的連続血圧測定装置を使って、臥位（横になっている状態）と、自分で立ち上がった際の血圧変化を1ミリ秒ごと（1000分の1秒）にサンプリングします。すなわち、心臓の1拍動ごとに血圧と脈拍を記録できます。

さらに最近、先進技術の進歩で身体の動作中の脳循環を測定することができるようになりました。なかでも近赤外分光計（Near-infrared spectroscopy）は、脳内の動脈と静脈の血液量の変化を１ミリ秒ごとに安定して測定できます。特に脳内の動脈血液量の変化は、脳血流の指標となるので、起立性調節障害（OD）の状態を客観的に評価できます。

　FAST＆HUT試験は、著者が30年以上の歳月をかけて開発した検査法です。この診断法を開発したことで、ODのサブタイプが発見され、正確に診断できるようになり、それがODガイドラインの作成につながりました。

　この方法を一般病院でも実施可能とするために、通常の血圧計を用いた簡易な方法として開発したのが、新起立試験です。新起立試験は、初期には「フィナプレス簡易法」と呼ばれていました。フィナプレスという初代の非侵襲的連続血圧測定装置の代わりになる簡易検査法という意味です。そのタイトルの医学論文もあります[2]。

　新起立試験よりも、さらに正確に、より詳細に診断できるのがFAST試験です。というよりも、FAST試験をどこの医療機関でもできるように簡便化した代替試験が、新起立試験だと考えてもらえればよいでしょう。

　ODガイドラインの診断アルゴリズム（13頁・図１参照）には、ケースによってヘッドアップチルト試験（HUT試験）を実施するように記載しています。HUT試験は、患者さんを傾斜台（チルトテーブル）の上に横に寝かせた状態から、頭のほうを高く徐々に傾斜させて、60度の角度に体勢を保ち、その間の循環動態を測定する検査法です。傾斜台にもたれた状態では全身の筋肉に力が入っていないので、自分の足で起立するFAST試験とは違った循環反応をします。これに関して、私たちの研究チームの松島が詳しく研究しアメリカの自律神経学会雑誌に報告しました[3]。

　FAST試験とHUT試験の両方を実施するのが、FAST＆HUT試験で、著者のクリニックで実施しているものです。

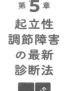

この検査を受けている子どもは、検査中にはモニターで、リアルタイムに自分の血圧や脳血流変化を観察できるため、血圧が低下すると立ちくらみやふらつきがあり、心拍数が上がると動悸がする、下半身に血液が下がり過ぎて脳血流が低下すると足が重くて身体がだるくなるなどの症状を、身をもって体験します。その結果、病気の仕組みを十分に理解でき、治療意欲が格段に向上します。

　難しいように感じるかもしれませんが、FAST＆HUT試験の検査風景を見た保護者はどなたも、「起立性調節障害の子どもの身体がどうなっているのか、なぜしんどいのか、その理屈がよく理解できました。また検査してください」と喜ばれます。

① FAST＆HUT試験の優れている点

・検査に伴う手技（器具の装着や測定）には、痛みや苦痛はまったくありません。

・最も優れている点は、１ミリ秒ごとに血圧、心拍、さらに脳内の血液量（脳血流）を測定でき、しかも測定記録をリアルタイムにアナログとデジタルで視覚化されているので、自分の目で確認できます。

・特に臥位、立位、ヘッドアップチルト試験の最中は、身体の動きによって瞬時に変化する血圧、脳血流を、リアルタイムでシームレスに連続的に表示するので、なぜ自分の症状（立ちくらみ、眼前暗黒感、気分不良）が起こるのか、なぜ、自分がしんどかったのか、検査をやっている際中から原因が視覚化されるので、目から鱗が落ちるように理解できます。

・非常に安定した測定値が得られ、かつ検査の再現性が高いです。

・ゲーム感覚で検査を行うと同時に、病気のメカニズムを理解することができる（simultaneous learning：サイマルラーニング）ので、検査自体に教育効果があり、良好な治療効果をもたらします。

・治療に真面目に取り組むと、確実に検査結果が改善しますが、逆に怠けると検査結果が悪化するため、治療へのモチベーションが向上

します。

・通常の血圧計を用いたHUT試験では、突然の血圧低下に伴う失神発作や心停止を生じる危険があります。しかし、FAST&HUT試験では、1000分の1秒ごとに血圧、脳血流をモニターしているので、突然の血圧低下を事前に検出し、失神する前に検査を中止できるので危険がありません。

・検査結果によって自律神経機能の重症度を判定し、治療方針と治療期間の見通しを決定できます。すなわち、どんな治療をすればいつ頃に治り、登校できるようになるのか、高校や大学進学への見通しがもてます。したがって、子どもも保護者も不安を少なくすることができます。

② FAST&HUT試験の欠点

・装置がかなり高額であり、それに見合った診療報酬がありません。したがって大学病院のような高度先端医療機関でも装備されていないこともあります。

・装置の備品やセンサーが繊細であり、高額で破損しやすく、メンテナンスが難しいです。

・この検査を実施し、かつその結果を判定できる専門医が少ないので、普及しにくいという現実があります。

③ FAST&HUT試験の実施方法

・検査の前には、しばらく座って安静にします。

・フィノメーターの測定が正確にできるように、手の冷たい人には温湯で温めます。

・指にフィノメーターのカフを、額にはNIRSのセンサーを貼ります。

・しばらくベッドに横になり安静にします。

・医師の指示で、普通に立ち上がり、しばらく立ったままにします。

・モニターに映る起立時の血圧・心拍や脳血流の変化を自分の目で確認します。
・医師の指示で、再びベッドに横になり安静にします。
・医師がヘッドアップチルト試験を行います。ベッドの頭のほうが上がり、徐々に身体を立てます。約60度の傾斜で立位を保ちます。
・血圧・心拍・脳血流の変化を測定し、これらの結果を自分の目で確認した後、ベッドを水平位に戻します。

　なお、著者のクリニックでは、1ミリ秒ごとにフィノメーターと脳血流をリアルタイムで観察しているので、突然の血圧低下や脳血流低下を認めても、失神を生じる前に検査を中止できるので、安全です。またこの検査中に採血や薬物注射をすることは一切ありません。これまでの研究成果によって、その必要がないと結論が出ているからです。
　ODのサブタイプについては、16頁をご参照ください。

④ 検査中の自覚症状と検査異常について

　重症ODのさまざまな身体症状や、思考力などの高次脳機能や精神活動性は、体循環、脳循環、自律神経機能で説明できます。単なる気のせいではないのです。

1 起立時の立ちくらみ

　Active standing（能動的起立：日常動作のように、自分で起立する）では、ほとんどの人で一過性の血圧低下を認めますが（健常の中高生では平均で収縮期血圧が35mmHg低下）、ただちに回復します（回復時間は平均で17秒後）。しかし、この程度の血圧低下では立ちくらみを自覚することはありません。しかし、ODではこの血圧低下が強く、特に起立直後性低血圧では、収縮期血圧が60mmHg以上低下するか、回復時間が25秒以上もかかり、そのために強い脳血流低下が生じます。急激な脳血流低下が生じると、立ちくらみ、目の前が暗くなる、ふらつき、気分不良、頭痛などの症状を起こし、立っていられな

くなります。重症の起立直後性低血圧では、起立直後に収縮期血圧の値が20〜30㎜Hgにまで低下したまま回復しないと、気を失って倒れてしまいます。これを「失神」といいます。

著者が1985（昭和60）年にODの子どもに起立試験を開始した当時には、血圧測定には通常の水銀血圧計を使っていました。これは1回の測定に最短でも30秒もかかるため、起立直後10秒以内に生じる血圧低下を検知することはできませんでした。そのため、起立直後の血圧を測定している最中に失神する子どもが少なくありませんでした。「起立試験は危険を伴う検査だな、一瞬たりとも目が離せない」と不安を感じていました。

しかし、1990（平成2）年にフィナプレスにめぐり合ってから、この不安は払拭されました。1心拍ごと（あるいは1ミリ秒ごと）に血圧が連続的にモニタリングできるからです。起立中に血圧が下がってきても、気分不良・意識消失に至る前に、ただちに身体を臥位にするため、気を失うことはありません。著者は、31年間で、1万人以上の子どもにフィノメーターによる新起立試験を実施していますが、フィノメーターのおかげでこれまでに意識を失うほどの失神を起こすケースはありませんでした。

2 動悸や息切れ

ODの子どものなかには、動悸や息切れを訴える場合があります。運動時の動悸だけではなく、立ち上がっただけでも動悸がしたり、じっと立っているだけでも動悸がします。起立直後の血圧低下が強かったり、下半身の血液貯留が多いと、代償性の頻脈が起こります。健常の中学生では、起立時に平均で16拍/分の心拍増加がありますが、サブタイプの体位性頻脈症候群では、35拍/分以上の増加があります。体位性頻脈症候群の判定基準では、起立中の心拍数が115拍/分以上、あるいは、心拍増加が35以上となっていますが、重症の体位性頻脈症候群の子どもでは、起立中に心拍数が150拍/分になる場合があります。人によっても異なりますが、健常の成人が3階まで階段を上がると、100〜120拍/分になります。すなわちODの子どもは立ってい

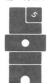

第**5**章
**起立性
調節障害
の最新
診断法**

るだけで、階段を上っている状態と同等なのです。これは結構疲れる
でしょう。150拍/分に上昇するとランニング中と同等です。起立し
ているだけで、激しい動悸を感じるのです。

　ランニング中には心拍出量が増えて循環血液量が増加するので、心
臓に酸素が十分に供給されますが、一方、立位では血液が下半身に貯
留するため循環血液量が低下し、心臓への酸素供給が不足します。こ
れに加えて、心拍数が増えて心臓の酸素需要が増加するため、心筋は
低酸素状態になります[注1)]。これを補うために、呼吸回数を増やそう
として過呼吸になります。過呼吸が続いて二酸化炭素が体内から失わ
れると、①手足のしびれや手指のつっぱり感が現れ（テタニー）、②
脳血流がさらに低下し、脳機能の低下、呼吸困難感が生じます。これ
がいわゆる過呼吸症候群です。ODの子どものなかで、過呼吸になっ
たり、精神的な不安症状が起こってパニック障害と似たような症状に
なるのは、これが原因なのです。

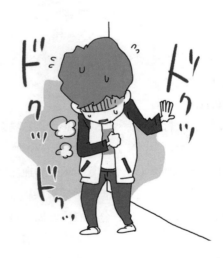

注1）このような状態が続くと、心臓支配自律神経の c-fiber が興奮し、突然の血圧低下と心拍停止を生じることが
　　　あり、危険です。

3　午前のほうが午後よりも症状が強い

　ODは、一般的に午前に症状が強く、午後から軽減する傾向があり

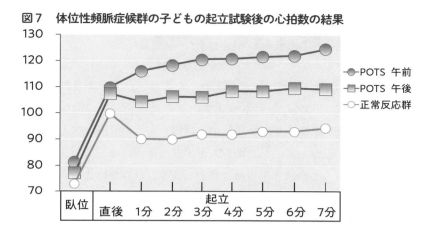

図7　体位性頻脈症候群の子どもの起立試験後の心拍数の結果

ます。これは、午前中に循環動態が悪くなるためです。実際に、FAST&HUT試験のデータは、午前のほうが午後よりも悪くなります。これは拙著『改訂　起立性調節障害の子どもの正しい理解と対応』にも記載されています。

　図7は、共同研究者の岡本直之先生、梶浦貢先生による新しい研究の未発表データですが、ODサブタイプの体位性頻脈症候群（POTS）の子ども28名に、午前と午後に起立試験をした心拍数の結果を示しています。正常反応群の子どもにも同試験を行った結果も示しています。POTSの起立試験では、午前に120拍/分以上の心拍数になりますが、午後では、約105拍/分であり、約15拍/分低下します。つまり、午前のほうが悪化しやすいことがわかります。午後には心拍数がやや改善するので、症状が午後に改善するのです。しかし、正常反応の子どもたちと比較すると、約15拍/分以上も多く、午後にも心拍数が正常化しているわけではないのです。

　これと同じような現象が、血圧にも当てはまります。起立中の血圧は午後に比較して、午前には、約10mmHg低下します。また脳血流低下も午前中に強くなります。朝には体調が悪いけれど、午後から楽になるのは、このような循環動態の特徴があるからです。

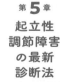

4　脳血流が低下するとすぐにゴロゴロしたがる

　これを理解するには、ヘッドアップチルト試験（HUT）が最適です。HUT試験では身体をベッドに横たわったまま、ベッドが自動的に身体を起こして約60度に傾斜させます。そのため子どもは全身の筋肉を動かす必要がありません。傾斜中も傾斜後も足の筋肉は緩んだままです。筋肉が収縮せず、あたかもスポンジのようになっています。したがって、重力で血液が下半身に移動します。ODではこの血液移動が著しく多いので、足の重量が増えて足が重くなります。下肢に血液が貯留すると、「足が重い」「足がだるい」「足に血が溜まっている感じ」「お腹が重くなった」などと表現します。検査に慣れた重症の子どもでは、「身体が傾斜していくと、頭の血が足やお腹のほうにざ〜っと流れていくのがわかる」と言います。

　下半身に血液が移動すると、その分、脳血流が低下するため、身体がだるくなり、しんどくなります。子どもによっては、「頭が痛くなる」「気分が悪い」「肩が重たい」などと表現します。チルトテーブルを水平に戻すと、低下していた脳血流は速やかに回復し、同時に身体のだるさもなくなります。ODの子どもが、自宅でゴロゴロと寝そべってしまうのは、脳血流を増やすための防衛手段なのです。

5　思考力や集中力が落ちたのは脳血流低下が原因

　HUT試験で脳血流低下が強い子どもは、座位でも脳血流低下を生じます。

　脳血流が低下すると、脳機能が著しく低下します。運動機能を司るのも脳、思考や記憶するのも脳です。すなわち、脳血流が低下すると、運動だけではなく高次脳機能が著しく低下するのです。ODの子どもは、勉強できない、集中できない、少し勉強するとすぐ疲れる、と訴えますが、それは脳血流が低下するのが原因です。しかしスマホを触るのには、脳血流は低下していても可能です。

　ゴロゴロと寝そべって、スマホでゲームをしたり、SNSをしたり、音楽を聴いたりはできるのですが、勉強が手につかないのは、脳血流

低下が原因です。

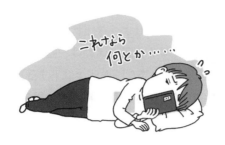

　「先生、すすむは、重症の起立性調節障害（OD）だったのですか!?
これまでは軽症ODと診断されていたのですが」
　「担当医の先生は、新起立試験を実施してガイドラインに従って軽
症ODと正しく診断されています。しかし、重症度と症状が一致しな
いので、おかしいと感じて、当クリニックに紹介されたのです。重症
度と症状が一致しないことは時々あります。それはガイドラインの診
断方法には限界があるからです。当クリニックでは最新装置を使って
新起立試験を実施して重症度を判定しているので、その限界を突破で
きたのです。すすむ君は、起立直後性低血圧で重度の脳血流低下を伴
うタイプです」
　さらに、次のように説明しました。
　「起立直後性低血圧は、起立直後から著しい血圧低下を生じ、強い
立ちくらみ、眼前暗黒感、頭痛、倦怠感を起こし、ODで一番多いサ
ブタイプです。
　起立直後10〜20秒に最も血圧が低下するので、一般的な血圧計で
は測定が困難です。そこで新起立試験では血圧回復時間を測定して診
断しますが、手技がやや煩雑であり、その方法に習熟しておく必要が
あります。
　その点、非侵襲的連続血圧測定装置（フィノメーター）があれば、
起立直後の約30秒間に生じる著しい血圧低下を見逃しません。
　また、起立時に脳血流低下の評価には、現時点では近赤外分光計を
用いた脳組織内酸素ヘモグロビン（Oxygenated hemoglobin：

Oxy-Hb）の変化を用います。ODでは起立時に血圧が低下するので、立ちくらみや頭痛などの症状が出るのですが、血圧があまり下がらなくても脳血流が低下すると同じような症状が現れます。

　人が動いたり考えたりする日常の活動は、脳細胞が正常に働いているから可能です。脳細胞に必要な脳血流が低下すると、身体がだるく、動かなくなり、さらに読み書き計算や判断力・思考力、認知機能などの高次脳機能が低下するのは、当然のことです。すすむ君が立ちくらみ、ふらつき、身体がだるいだけでなく、長年にわたり、勉強に集中できず、成績が上がらなかったのは、脳血流低下が原因だったのです」（巻頭図参照）。

　すすむ君と両親は、脳血流低下の検査結果を見て、これまで、なぜこんなにしんどかったのかが、ようやく理解できたようです。すすむ君は「目から鱗が落ちました。身体を立てるとこんなにすぐに脳血流が下がるから、フラフラしたりだるかったんですね。横になると脳血流が増えるから身体が楽になり、いつもゴロゴロしたくなるんですね。理解できてよかったです」

　母親は「これまで、だらだらしているすすむを叱り続けてきました。本当にごめんね」と涙を流していました。

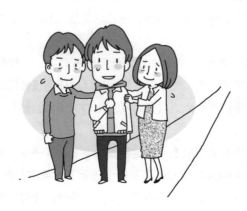

著者のクリニックでは、脳血流の指標としてOxy-Hbを測定して重症度を正確に判定しています。極めて最近の研究では、Oxy-Hbの変動を評価することで、ODの治療効果が正確に判定できることがわかってきました。著者自身は、ODの診療にはOxy-Hbのデータが必須だと実感しています。

2）梶原荘平、田中英高、樋口重典、斉藤万比古：身体症状を有する不登校と起立性調節障害—フィナプレス簡易法による検討を通じて—. 児心身誌　12、109-115、2004.
3）Matsushima R, Tanaka H, Tamai H. Comparison of the active standing test and head-up tilt test for diagnosis of syncope in childhood and adolescence. Clin Auton Res 2004 ; 14 : 376-384

第5章
起立性
調節障害
の最新
診断法

063

第 **6** 章

難治性の
起立性調節障害の
コンプリート療法
再挑戦編

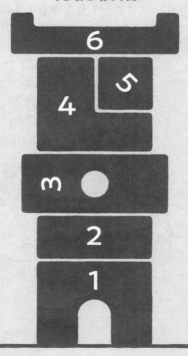

難治性の起立性調節障害（OD）は回復までに時間がかかります。治療を長期間、粘り強く行う必要があります。第3章で述べた「軽症〜中等症の治療」のすべてを長期間続けていくことはかなりハードです。そのためには、時々自分のODの程度を正確に評価して、自分にフィードバックしながら進めていくことが大切です。

　すすむ君はこれまで、治療に対して後ろ向きでした。自分なりに治療に取り組んできたのに、なかなか身体が楽にならなかったので、治療に懐疑的になっていたのです。しかし、FAST＆HUT試験の結果を見て、なぜ自分が長い間、つらく苦しかったのか、その原因がわかったのです。どこがどう悪いのか、しっかり理解できたおかげで、治療に対して初めて前向きになれたのです。

　そして、今日から心を新たにして基本的な治療（非薬物療法と薬物療法）に取り組もうと思ったのです。

　両親も「すすむは怠けていたのではない、とわかりました。安心しました。病気が治るまでゆっくり見守るようにします」と語られました。

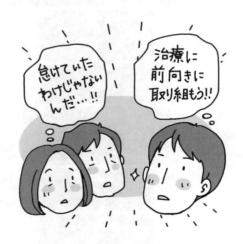

起立性調節障害の基本的な治療法

治療法は基本的に以下の7種類あります（第3章を参照）。

① 起床時や入浴など、立ち上がるときには、必ず、頭を下げてゆっくり立ち上がる

② 水分摂取は、毎日1.5～2Lを目標に、できるだけこまめに飲む。できれば1時間ごとに、コップ1杯分（150～200mL）摂取する

③ 運動療法では、毎日散歩。10～15分から少しずつ増やして、30分間の朝夕2回の実行を目標にする

④ デコンディショニングを防ぐために、寝そべってのスマホやテレビは禁止する

⑤ 腹筋やスクワットなどの筋トレも少しずつ行う

⑥ 睡眠リズムを整えるために、ベッドに入るのは午後11～午前0時を守る

⑦ 薬物療法の併用

薬物療法では第一選択薬として、ミドドリン塩酸塩2mgを起床時と眠前に服用することとしました。ミドドリンは、昇圧剤で起立時の脳血流低下を改善する効果があります。薬物療法だけでは改善が望めません。上記の①～⑦をすべて実行する必要があります。1つだけやってもよくなりません。すべての治療項目を根気強くやりながら定期的にその治療効果をFAST&HUT試験によってフィードバックするのが、著者のクリニックで行っているコンプリート療法の基本です。

第6章
難治性の
起立性
調節障害
の
コンプ
リート
療法
再挑戦編
6

難治性ODに対するコンプリート療法

☐ 重症ODは病歴が長くなりやすく、すすむ君のように医療機関で治療を受けていても10年近く続く場合もあります。これを難治性ODといいますが、治療しなければ、さらに病歴が長くなることもあります。あるいは、ODが治っていても、心理的ダメージが積み重なった結果、精神症状が現れて、社会復帰が困難になり、ひきこもりになることもあります。

☐ そうならないためにも、できるだけ軽症の段階で治療を開始することが望ましいのですが、それでも悪化してしまうような中等症〜重症では、強力な治療が必要になります。以下では、難治性ODに対する強力な治療、すなわち、コンプリート療法（すべての治療を強化して行う）について解説します。

(1) コンプリート療法の第一歩は 自律神経機能の正確な評価から

ODに薬物療法などの治療を行っても、なかなか治らないケースがあります。その原因の1つが、自律神経機能を正確に評価できていないため、治療効果が正確に判定できていないことです。

新起立試験は検査に約30分かかるため、一般外来では簡単に実施できません。そこで通常の医療機関では子どもの症状だけで治療方針を決めているのが実情です。実際に薬を服用しても症状が改善しないと、子どもはすぐに薬を止めてしまいます。水分摂取や運動療法などの非薬物療法も効果が現れるには数か月かかるため、治療意欲が持続しません。

そこで、どのような治療をすると、どれだけODが改善するのか、それを新起立試験で判定しておくことが、治療を継続するために大切

です。

　新起立試験をしないと、自分の身体がどれだけ悪いのか、理解できません。症状が良くならない場合、新起立試験を実施して治療効果を判定しておくことが大切です。新起立試験はとても優れた検査法であり、治療を進めるうえで繰り返し実施することが望まれます。

　特に著者のクリニックでは、FAST＆HUT試験という新起立試験を行っています。これは血圧や脳血流の変化をリアルタイムに動画として見ることができるので、子どもでも、自分の病気の程度を正しく理解することができます（第5章・52頁参照）。

　すすむ君は軽症ODとして診療されていましたが、FAST＆HUT試験で、重症ODとわかったため、治療方針を正しく決めることができました。重症度を正しく診断することが、治療の第一歩なのです。

（2）ODを悪化させた原因を1つずつ見直す

　すすむ君のように長い経過をたどるケースでは、多くの原因が複雑に絡み合って治りにくくなります。

重症ODはなぜ治りにくいのか？――身体と心の関係

　なぜ、すすむ君はこれほどまでにODが重症化したのでしょうか？

　重症ODの子どもは身体が思うように動かないため、容易に治療が進まず、さまざまな問題が起こってきます。精神的な不安定、家族との関係など家庭ストレス、学校生活上のストレスなど、身体だけでなく、心に大きなストレスがかかります。心が落ち込んで、ますます身体に悪影響を与えて、悪循環が起こり、いわゆる「負のスパイラル」に陥るため難治性になるのです。それには**表8**のように身体的機序と心理社会的機序がかかわっています。以下で説明しましょう。

第**6**章
難治性の
起立性
調節障害
の
コンプ
リート
療法
再挑戦編

表8　OD悪化の機序

1　身体的機序
（1）元来の自律神経機能異常が著しい
（2）生活リズムの乱れ、運動不足、デコンディショニング、食生活に起因する自律神経機能の悪化
（3）嫌悪刺激による自律神経を介した条件反射形成
2　心理社会的機序
（1）OD発症以前から存在する未解決な心理社会的問題 　　　（発達上の問題、家族関係など）
（2）ODの病態に対する理解不足から生じる家族関係の悪化
（3）学校関係者のODへの認識不足から生じる信頼関係の悪化
（4）生活機能低下・学業低下から生じる自尊感情の低下
（5）長期化するひきこもりによる社会復帰の遅れ
（6）精神科疾患の併存や発症

解説

身体的機序

1　自律神経機能とは何か？

　自律神経は、全身に張りめぐらされた高性能な監視＋調節装置（センサー）です。身体各部に生じる刻一刻の微細な変化を24時間監視して、その情報を自律神経センター（自律神経中枢）に送り、生体を安定させるため全身臓器の活動性を調節するための命令を出す装置で、超高性能なAIシステムです。自律神経には、交感神経と副交感神経があり、各々アクセルとブレーキの役割をして臓器機能を調節しています（**図8**）。

　ODは基本的には、交感神経活動が低下しやすい特徴があります。日本の子どもは概して交感神経活動が低く、特にODではその傾向が強いようです。

図8 自律神経機能の仕組み

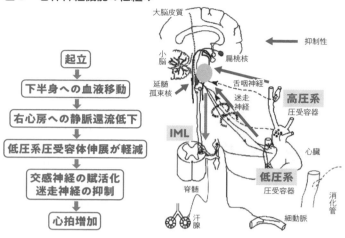

著者は、日本とスウェーデンの子どもの自律神経機能を比較した研究を行ったところ、日本人は交感神経活動が低く、ODになりやすい体質であることがわかりました（**図9**[4]、**図10**[5]）。

さらに、日本とスウェーデンの小中学生を対象に健康調査を実施しました。20年以上前のデータですが、スウェーデンと比較して、日本の子どもはOD症状が数倍も多く、また精神症状も多いことが明らかになっています（**図11**[6]）。日本の子どもを診察していると、この大きな違いは、現在でも同じことだろうと思います。

2 生活リズム、睡眠リズムの乱れ

ODではすすむ君のように、朝起床困難の反面、夜は目がさえて寝られないため、生活リズムが乱れやすくなります。ひどくなると昼夜逆転生活になります。これは生活態度が悪いために生じているのではなく、体内時計が乱れやすいことにあります。人の体内時計は約25時間周期になっているので、後ろにずれた生活をしやすくなります。

人は日中に活動し夜に休むという生活パターンがあり、これを円滑にするために日内の生体リズムがあります。これをサーカディアンリズムといいます。遺伝子のなかに体内時計があり、朝に交感神経が活動を開始、夜になると活動を停止します。一方、副交感神経は逆の動

第**6**章
難治性の
起立性
調節障害
の
コンプ
リート
療法
再挑戦編

図9　スウェーデンと日本の小学生の自律神経機能の比較

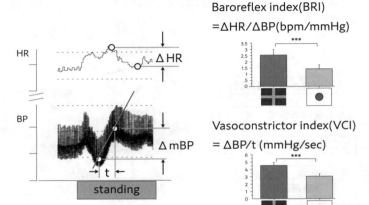

　スウェーデン（78名）と日本（53名）の小学生1～6年に対して、フィノメーターを使った新起立試験を行い、自律神経機能の比較を行った研究結果を示す。自律神経機能として、起立直後の連続血圧心拍の変化（図左）から、圧受容体反射係数（Baroreflex index、図右上）と血管収縮係数（Vasoconstrictor　index、図右下）を算出した。

　圧受容体反射係数は、反射性副交感神経機能を表し、血管収縮係数は反射性交感神経機能を表す。いずれもスウェーデンの子どもと比較して、日本の子どもは、交感神経と副交感神経機能が低いという結果であった。

出典：Tanaka H, Thulesius O, Borres M, Yamaguchi H and Mino M. Blood pressure responses in Japanese and Swedish children in the supine and standing position. Eur Heart J 1994；15：101CCVLF-ASP 1 -1019

きをします。それぞれが車のアクセルとブレーキの役目をします。ODの半数以上がこの自律神経のサーカディアンリズムが乱れていると、数間紀夫先生（かずまこどもクリニック）が報告しています[7]。

　ODは睡眠リズムの乱れを起こし、二次性の睡眠障害になりますが、睡眠障害を治してもODは治りません。

　以前、著者らはOD患児の睡眠リズムとコルチゾールの日内変動の関係を調べました。コルチゾールは副腎から分泌されるホルモンの一種で身体を活発化する作用があり、早朝に最も多く分泌され、その後徐々に減少し、深夜には最も低下します。OD患児で睡眠リズムが正常である群は、**図12**の色線グラフで示したように、朝6時にピークがあります。睡眠リズムが乱れているOD群では、黒線グラフのように、ピークが12時（正午）にずれています。

図10 スウェーデンと日本の中学生の自律神経機能の比較

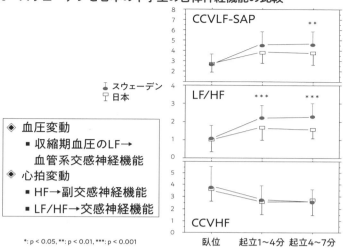

◆ 血圧変動
  ▪ 収縮期血圧のLF→
    血管系交感神経機能
◆ 心拍変動
  ▪ HF→副交感神経機能
  ▪ LF/HF→交感神経機能

*: p < 0.05, **: p < 0.01, ***: p < 0.001

　スウェーデン（54名）と日本（57名）の中学生1～3年に対して、フィノメーターを使った新起立試験を行い、臥位と立位における心拍血圧変動を測定し、周波数解析という手法を用いて交感神経、副交感神経の活動度の比較を行った。その結果、収縮期血圧変動の低周波成分（CCVLF-SAP：血圧を調節する血管支配の交感神経活動の強さ）は、臥位ではスウェーデンと日本の子どもでは同等であったが、起立後（1～4分、4～7分）には日本の子どもはスウェーデンに比較して低かった。また心拍数などを調節する心臓支配の交感神経活動を表すLF/HF（心拍変動低周波成分と高周波成分の比）も日本の子どもでは低かった。

出典：Kajiura M, Tanaka H, Borres M, Thulesius O, Yamaguchi H, Tamai H. Variant autonomic regulation during active standing in Swedish and Japanese junior high school children. Clin Physiol Funct Imaging. 2008 ; 28 : 174-81

図11　日本の子どもは体調不良で精神不安定

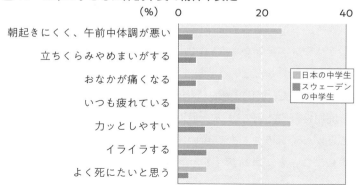

第**6**章
難治性の
起立性
調節障害
の
コンプ
リート
療法
再挑戦編

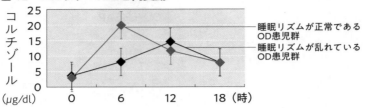

図12　コルチゾールの日内変動

睡眠リズムが正常である
OD患児群

睡眠リズムが乱れている
OD患児群

　しかし、この両群の新起立試験の血圧・心拍変化の結果や重症度は、全く同じでした。すなわち、睡眠リズムが乱れているからといって、ODが発症するのではないことがわかりました。むしろ、ODが起こることによって睡眠リズムが乱れると考えられます。

　さらに重要な問題として、デコンディショニングによるODの悪化があります。これについては別途、解説します。

解説

運動不足、特にデコンディショニング

　室温調節を「エア・コンディショニング（エアコン）」と呼ぶように、「コンディショニング」とは調節するという意味ですが、「デコンディショニング」はその逆の意味となり、「調節がうまくできない状態」を指します。

　寝たきりや身体を動かさない状態を続けると、身体が弱ってしまい、元に戻すのに苦労したという経験を、多くの人がもっているでしょう。もし回復しないと、筋肉萎縮、骨塩量低下、関節拘縮を起こしますが、これを廃用症候群と呼びます。最近では「デコンディショニング」と呼ぶことが多くなりました。重い病気で寝たきり（ベッドレストと呼びます）になるとデコンディショニングを起こします。

　地上では重力があるため、身体の重さで地上に引っ張られます。地

図13　スペースシャトル帰還後に生じる頻脈を伴う起立直後性低血圧

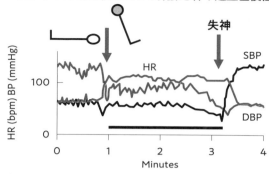

起立直後に著しい収縮期血圧（SBP）と拡張期血圧（DBP）の低下、ならびに心拍数（HR）の上昇を認めた。そして起立3分後には失神した。無重力の宇宙空間で長期滞在をした結果、デコンディショニングが生じて交感神経からノルアドレナリン分泌が低下したためと結論している。

上で生活するには、重力に対抗するだけの筋力や骨の剛性が必要になります。また血液も地上に引っ張られて下半身に移動するため、それを阻止するための構造や血圧を維持するための自律神経の働きが必要です。近年、人が宇宙に出るようになってから、宇宙空間のような無重力の状態を長時間続けると地球の重力に耐えられないような身体の異常が起こることがわかりました。そのなかに起立性頻脈や起立直後性低血圧があります。NASAのFritsch Yelle JMらの研究グループが実際の宇宙飛行士が帰還後に重度の起立直後性低血圧を発症したと報告しています。**図13**に示すように、起立直後から著しい血圧低下と頻脈を認め、起立3分後には失神しています。

　デコンディショニングの影響を調査するための医学実験が世界でも行われてきました。著者も日本での実験に参加しました。2000（平成12）年8月に「20日間のベッドレスト（BR）が惹起する骨、Ca、脂質・糖代謝、筋肉、免疫系および身体反応の集学的研究（研究代表者：福岡秀興）」において、デコンディショニングが自律神経機能にどのような影響を与えるのかを調査したのです。その結果、20日間のベッドレストは、OD類似状態を生じて、脳血流低下、起立性頻脈、起立直後性低血圧を起こすことを医学会で報告しました。その研究結

第**6**章
難治性の
起立性
調節障害
の
コンプ
リート
療法
再挑戦編

果は、ODの病態に深く関係しているため、以下で解説します。

1　20日間のベッドレスト実験の方法

　実験には、若年健常男子12名に参加してもらい、20日間、頭のほうを低くして24時間、寝たままの状態になってもらいます（**図14**）。

　トイレにもベッドに寝たままで運びます。そしてベッドレスト前日、6日目、11日目、17日目、さらに実験終了3日後、新起立試験を実施しました。

　新起立試験はODの診断に必須の検査法で、すでに述べましたが、**図15**のように臥位から自分で起立します。測定項目は、以下のとおりです。

① 　脳血流変化（近赤外分光計による脳酸素化ヘモグロビン（Oxy-Hb）量は脳血流変化に相当する）

② 　心拍数

③ 　血圧はフィノメーターで1秒ごとに測定

④ 　臨床症状

　図16は、ある被験者のベッドレスト6日目の新起立試験結果の記録です。上から順に、Oxy-Hb、心拍数、血圧の変化を示しています。起立した直後、約30秒で、著しい脳血流低下、心拍数の上昇と低下、収縮期血圧の急激な低下、そして血管迷走神経性失神を起こして倒れ

図14　デコンディショニング　シミュレーション実験

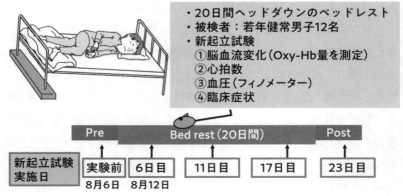

- ・20日間ヘッドダウンのベッドレスト
- ・被検者：若年健常男子12名
- ・新起立試験
  - ①脳血流変化（Oxy-Hb量を測定）
  - ②心拍数
  - ③血圧（フィノメーター）
  - ④臨床症状

	Pre	Bed rest（20日間）			Post
新起立試験 実施日	実験前 8月6日	6日目 8月12日	11日目	17日目	23日目

てしまいました。ベッドレスト実験では、起立後に脳血流低下、心拍増加、血圧低下を認めるのですが、個人差があり、またベッドレストの期間によっても差があります。そこで、これらの異常がベッドレストのどの時期、どの頻度で生じるのか、検討しました。

図15　フィノメーター、近赤外分光計を導入した新起立試験

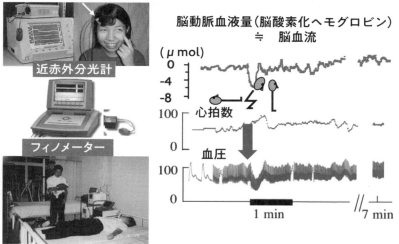

図16　起立試験（実験6日目）における脳血流変化（Oxy-Hb）、心拍数、血圧

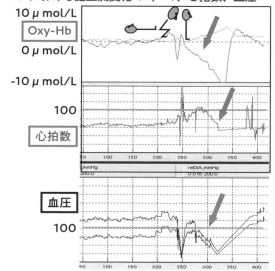

第**6**章
難治性の
起立性
調節障害
の
コンプ
リート
療法
再挑戦編

図17は、12人の被検者のうち、何人がベッドレストのどの時期に異常を起こすのかを調べたものです。起立直後性低血圧の重症型（INOH重症）は、第6日で最も多く6人で、第11日、第17日と少なくなります。実験終了後3日目には1人だけになりました。その一方で、INOH軽症型は第11日、第17日と多くなりました。すなわち、ベッドレストの初期には起立直後性低血圧が悪化しますが、徐々に軽減することがわかります。そしてベッドレストを終了すると改善します。

　起立性頻脈（薄灰色棒グラフ）は第6日で5人、第17日で7人ですが、実験終了後には1人だけになりました。

　しかし起立時脳血流低下は、第6日と第11日で8人、第17日では9人に上り、実験終了後にも6人（**図17★**印）に認めました。

　以上の実験結果から、以下の3点がわかりました。

①　ベッドレスト開始後1週間以内という短期間で、ODにみられるような起立直後性低血圧、起立性頻脈、起立時脳血流低下が生じる

図17　ベッドレストのどの時期に異常を起こすのか

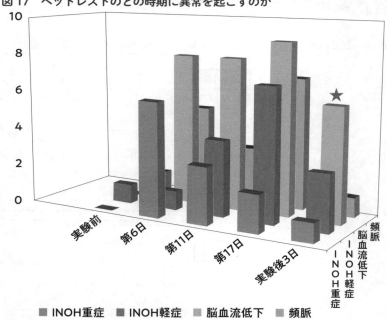

■ INOH重症　■ INOH軽症　■ 脳血流低下　■ 頻脈

② 起立直後性低血圧と起立性頻脈は、ベッドレストを終了して３日後には改善する

③ しかし、起立時脳血流低下はベッドレストを終了して元の生活に戻しても、すぐには回復しない

では、なぜこのような現象が起こるのか、その機序について考えましょう。

地球上では重力があるため、すべての地上生物は重力に対抗して行動できるような重力対抗装置があります。人では、骨格、筋肉で身体を支えているので、軟体動物のようにグニャグニャになりません。また血液やリンパなどの体液が下半身に溜まらないように自律神経によってうまく調節されています。骨、筋肉、自律神経は、常時重力の影響を受けて新陳代謝され最適な状態に維持されています。しかし、重力の少ない状態、例えば、水中や宇宙空間、身体を横にした状態では、重力対抗装置が不要となるため、性能が急激に悪くなります。特に自律神経機能が低下し、体水分量も低下し、そのために起立直後性低血圧や脳血流低下を生じます。その代償として頻脈になります。この実験で明らかになったのは、１日中寝たままの生活を１週間続けると、ODと同じ状態に陥るという科学的証拠がある、ということです。

2020（令和２）年春には、新型コロナウイルス感染症（COVID－19）流行のために全国で一斉に休校となり２か月間続きました。その後も、オンライン授業や分散登校などで、自宅にいる時間が長くなりました。自宅で寝そべってスマホをし続けたために、ODのようになってしまった子どもたちが数多くいます。自宅では寝そべりを止めて、できるだけ身体を動かす工夫をすることが大切です。

デコンディショニングによって引き起こされた起立時脳血流低下がすぐに回復しない理由は２つあります。

第１の理由は、デコンディショニングの生活パターンから抜け出すことが難しいためです。脳血流の低下は、脳の活動性を低下させ、考えたり、身体を動かすなどの機能を著しく低下させます。脳血流が３分途絶えると生命が危うくなるほど、脳血流は生命維持に重要なこと

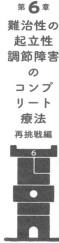

を考えると、当然のことといえるでしょう。ODではさまざまな症状がありますが、その多くが脳血流低下に起因します。立ちくらみ、ふらつき、身体のだるさ、力が入らない、身体を動かしたくない、長時間活動できない、勉強しても集中できない、勉強にとりかかってもすぐにしんどくなります。脳血流低下は、立っているときだけでなく座っていても生じるため、少しでも脳血流を増やすためにすぐに横になりたがり、ゴロゴロと寝そべってしまうのです。寝そべるとデコンディショニングが生じて、さらに①の機序が増強されて、OD状態が加速するという悪循環が起こります。しかも、脳血流低下を起こしてしまうと、なかなか治りません。

　第2の理由は、脳血流低下は脳血管自動調節能（autoregulation）が障害されてしまうからと考えられます。そこで、脳血管自動調節能について詳しく述べたいと思います。

2　デコンディショニングと脳血流低下——脳血管自動調節能とは？

　なぜ、デコンディショニングによって生じた起立時脳血流低下は改善しないのでしょうか。これには脳血管自動調節能（autoregulation）が深くかかわっていると考えています。

　脳血管自動調節能について簡単に説明しましょう。前述したように、脳血流は脳機能を正常に作動させるために非常に重要であり、常に一定の脳血流を維持できるようになっています。人の血圧は、体動や運動、精神活動などで高くなったり低くなったりします。もし、血圧が下がるたびに脳への血流が低下すると、そのたびにクラクラして、日常生活ができません。そこで脳血管には、血圧の変動に影響されないように、血流を一定に保持するような精巧な仕組みがあります。これを脳血管自動調節能といいます。

　もし、血管がただの固いパイプのような性質で、収縮や拡張をしなければ、血圧が下がると血流はそれに比例して減少します（**図18**上の黒線グラフ）。しかし、人の脳血管ではそうならずに、自動調節能があり血圧が下がっても血流が一定に保たれています。**図18**下の黒線グラフを見てください。グラフが逆Sの字（シグモイド）曲線になっ

ています。平均血圧が70mmHgから40mmHgに下がっても脳血流は変化しません。血圧が低下しても脳血流が低下しないように脳血管自動調節能が備わっているのです。

ところが、自動調節能が低下すると**図18**下の色線グラフのようになり、血圧が下がると脳血流がすぐに低下します。**図18**上のグラフに似てきます。デコンディショニング状態では自動調節能が低下しているのです。

では、実際に健常児とOD児の自動調節能を比較してみましょう。

図19の左上は健常児の脳酸素化Hb（縦軸、脳血流に相当）と脳血管平均血圧（横軸）の関係を示しています。平均血圧が40mmHgに低下しても脳酸素化Hbは低下しません。血圧が低下しても脳血流が低下しにくいのです。これは脳血管自動調節がしっかりと働いているからです。

図18　脳血管内血圧と血流の関係

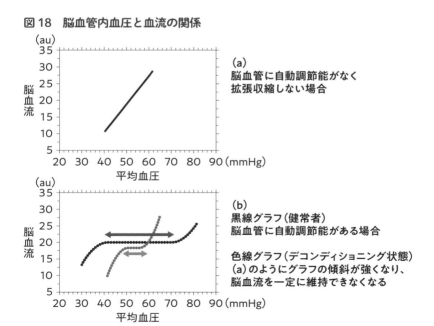

（a）
脳血管に自動調節能がなく
拡張収縮しない場合

（b）
黒線グラフ（健常者）
脳血管に自動調節能がある場合

色線グラフ（デコンディショニング状態）
（a）のようにグラフの傾斜が強くなり、
脳血流を一定に維持できなくなる

注）au：arbitrary unit（任意単位）

第**6**章
難治性の
起立性
調節障害
の
コンプ
リート
療法
再挑戦編

6

図19 ODと健常児における脳血管内血圧と血流の関係

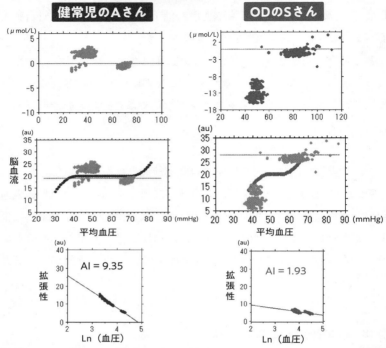

図上段：健常児のAさんとODのSさんの臥位と起立時における脳内血圧（横軸）と脳内酸素ヘモグロビン濃度（縦軸）のグラフ。健常児では、脳内血圧が低下しても脳内酸素ヘモグロビン濃度は低下しないが、ODではそれが低下する。

図中段：脳内血圧と脳内酸素ヘモグロビン濃度の関係は、シグモイドグラフ（S字曲線）になります。シグモイド関数は、生物の神経細胞が持つ性質をモデル化したものとされています。

図下段：脳内平均血圧の自然対数と脳内血管の拡張性の相関関係。傾斜が緩いほど相関係数は低くなるが、これは脳内血圧が低下しても脳血管が拡張しないので、脳血流が低下することを意味する。

　一方、ODのSさん（**図19**の右上）では、起立して平均血圧が40mmHgに低下すると脳酸素化Hbは−8以下に低下します。

　ここで、**図18**下で示した黒線グラフと色線グラフを**図19**上に当てはめてみると、健常児と比較してOD患者では色線グラフのように、曲線の傾きが強いことがわかります（**図19**中）。すなわち、OD患者では血圧が低下するとそれに比例して、脳酸素化Hbも低下（脳血流

が低下する）するので、脳血管の自動調節能が低下しているといえます。

　ここで、脳血管自動調節能を簡単に表すために数量化しましょう。自動調節能の強さを数字で表すと障害の程度がわかりやすくなります。

脳血管自動調節能の数量化

少し難しくなりますが、脳血管自動調節能（Autoregulation Index：AI）は次のような計算式で求めることができます。
皆さん、中学校の理科の授業で、
電圧＝電流×抵抗
と習ったと思います。これと同じように、
血圧＝血流×抵抗
となります。血管の拡張性（英語ではコンダクタンスといいます）は抵抗の逆数なので、
血圧＝血流×１／拡張性
拡張性×血圧＝血流
つまり、血圧が下がっても拡張性が上がれば、血流は変化しません。拡張性の求め方は難しいので、ここでは割愛しますが、計算式だけを別に示しておきます。

　血管の拡張性と血圧の関係をグラフにしたのが**図19**下段です。健常児のＡさんでは、血圧が下がるほど、拡張性が高くなることがわかります。一方、ＯＤ児のＳさんでは、血圧が下がっても拡張性が高くなりません。そのため血圧が下がると脳血流が低下するのです。このグラフの傾きが脳血管自動調節能の指標になるので、Autoregulation Index（AI）が、Ａさんは9.35であるのに対して、Ｓさんは1.93と低い値になりました。すなわち、ＯＤでは脳血管自動調節能が低下し、起立時に脳血流が低下すると考えられます。

　では、先程のベッドレスト研究において、起立時に脳血流低下を生じた被検者のAIはどのように変化するのでしょうか。そのケースの１つを示します。

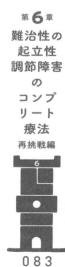

第**6**章
難治性の
起立性
調節障害
の
コンプ
リート
療法
再挑戦編

図20は、ある被検者のベッドレスト前の起立試験です。脳血流、心拍数、血圧の変化はいずれも正常です。AIは、11.35でした。ベッドレスト11日目（**図21**）では、起立後に心拍数が40/分も上昇し頻脈を生じていますが、血圧は起立直後だけ低下し、その後、正常に回復

図20　起立試験（実験前）における脳血流変化（Oxy-Hb）、心拍数、血圧

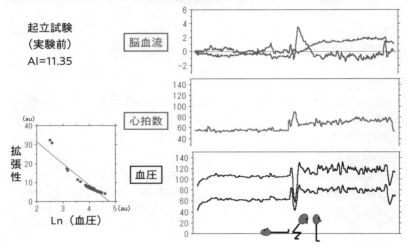

図21　起立試験（実験11日目）における脳血流変化（Oxy-Hb）、心拍数、血圧

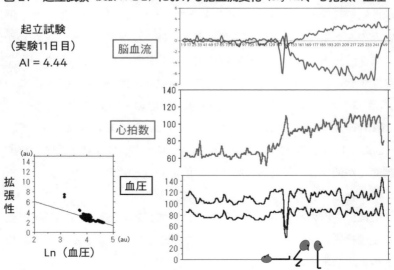

しています。ところが、ベッドレスト11日目以降には、**図22**に示すようにAIは低下しました。11日目では、AIは4.44と半分以下になっています。すなわち、脳血管の拡張性が半分以下になったと考えられます。ベッドレスト17日目も同じような結果で、AIは4.40と低下したままです。

さらに、ベッドレスト終了後3日目でもAIは低下したままです（**図23**）。このベッドレスト実験の経過中における脳血管自動調節能（AI）

図22　脳血管自動調節能（AI）の変化

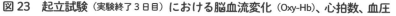

μmol/L/mmHg²　　　　　　　　　AI

図23　起立試験（実験終了3日目）における脳血流変化（Oxy-Hb）、心拍数、血圧

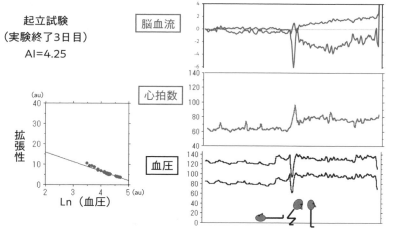

起立試験
（実験終了3日目）
AI=4.25

拡張性

Ln（血圧）

脳血流

心拍数

血圧

第**6**章
難治性の
起立性
調節障害
の
コンプ
リート
療法
再挑戦編

6

の変化をまとめたのが**図22**です。AIはベッドレストの第6日目から低下し、実験を終了した後も回復しないことがわかりました。

　この研究結果から推定されることは、ベッドレストのような寝たきりの生活を続けて脳血管自動調節能が障害されると、すぐには回復しないということです。

　では、この現象はODの患者さんにも当てはまるのでしょうか。

　Tさんは中学3年生、ODを発症しました。新起立試験の結果は**図24**のように、起立直後性低血圧の重症です。著しい起立性頻脈も認めます。しかし、脳血流低下を認めませんでした。AIは9.04です。治療を開始しましたが、重症でありほとんど登校できず、自宅で寝たり起きたりの生活でした。1年後の新起立試験（**図25**）では、起立直後性低血圧はやや改善傾向でしたが、脳血流低下がかなり悪化しました。AIは5.10と著しく低下しました。Tさんは寝たきりの生活ではありませんでしたが、ほとんど外出せずに生活活動が激減したため、デコンディショニングを生じたと思われます。

　ODと診断される子どもたちの多くに脳血流低下が認められますが、これはデコンディショニングによって引き起こされた脳血管自動調節

図24　起立試験（初診時）**における脳血流変化**（Oxy-Hb）**、心拍数、血圧**

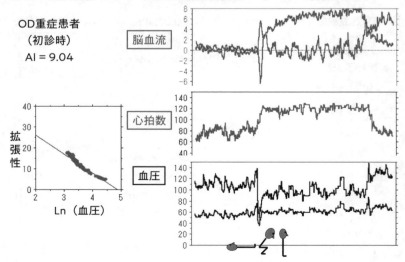

OD重症患者
　（初診時）
　AI = 9.04

拡張性

Ln（血圧）

脳血流

心拍数

血圧

能の低下も関与していると考えられます。デコンディショニングでは、全身の筋力低下、骨密度低下、心機能低下など、運動機能や循環機能の低下が報告されていますが、さらに脳機能が著しく低下します。Tさんは、「勉強していても集中できず、文章を読んでいてもその意味が頭に入ってきません。字面だけを追っている感じです」と言います。

図25　起立試験（1年後）における脳血流変化（Oxy-Hb）、心拍数、血圧

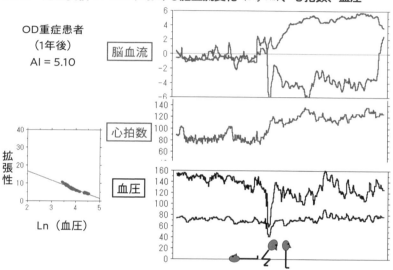

図26　Autoregulation Index（AI、脳血管自動調節能）

Conductance = Intercept - AI x Ln(MCAP)

Conductance(拡張性) =CBFI / MCAP x 10　(μmol/L/mmHg)
CBFI = 40 -Change in Oxy-Hb during standing　(μmol/L/m2)
CBFI ; cerebral blood flow Index
MCAP ; Mean cerebral arterial pressure

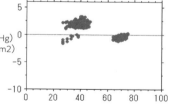

脳組織内　Oxy－Hb総量（Y）成人平均
男子43　女子38.5　μmol/L

推定式
Y = (10^6 x X x 10/MW) x CLVHR x VR x TOI
X = 血液Hb量 (g/dL)
CLVHR ; Cerebral to Large Vessel Hematocrit Ratio
VR ; Voloume Ratio
TOI ; Total Oxygen Index

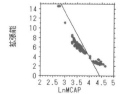

拡張能 = 41.458 - 9.35 * LnMCAP; R^2 = .605

第6章
難治性の
起立性
調節障害
の
コンプ
リート
療法
再挑戦編

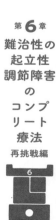

6

087

暗記力もめっきり悪くなり英単語も覚えられません。ODの子どもたちの言葉を借りると、「動きが重いパソコンでゲームをしているみたいでイライラする。勉強していると頭を叩きたくなる」そうです。「親には『学校に行けないのなら、せめて家で勉強しろ』と言われるけれど、勉強が全く手につかない、家ではゴロゴロするしかなかった」と言いました。このような集中力の低下、勉強が手につかないのは、脳血流低下が原因です。

したがって、ODの治療にあたっては、新起立試験で血圧・心拍測定に加えて、可能であれば、脳血流を測定し子どもの脳機能の評価をすることで、自分自身の体調不良の理由がよく理解でき、最適な治療が可能となります。

3　嫌悪刺激による自律神経を介した条件反射形成

次に、ストレスによって自律神経機能は悪化する具体的なケースの提示をしましょう。

皆さんは、条件反射という言葉を聞いたことがあると思います。レモンを食べると唾液が分泌されますが、皆さんはレモンを食べるところをイメージするだけで唾液が分泌するという経験をしたことがあると思います。これが条件反射です。自律神経による神経反射です。これはODの子どもにもみられる現象です。学校でOD症状（低血圧や

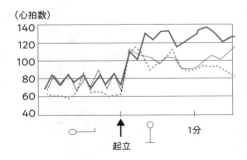

図27　嫌悪刺激により起立性調節障害が誘発された不登校症例

平常では起立試験によって異常を認めなかった（黒実線）が、
登校刺激により気分不良、起立時頻脈が誘発（色太実線）、
登校刺激のない気分改善時（4日後）には正常（色破線）。
診断は体位性頻脈症候群

頻脈）を繰り返しているうちに、学校（レモン）のことを考えるだけで、OD症状（唾液の分泌）が出現するのです。専門医向けガイドラインには、その実例が載っています（**図27**）。

解 説

心理社会的機序

1　発達上の問題

　ODが軽症であっても、発達特性のある子どもは、発達特性のない子どもと比較して2.5倍以上の頻度で不登校になります。著者のクリニックのデータでは、2094名の初診者のうち、129名が軽症または正常でしたが、その129名のうち、神経発達症（発達障害）77名中、33名（42.9%）が完全な不登校、一方、定型発達52名中、9名（17.3%）が完全な不登校状態でした。

　発達特性のある子どもは、学校生活でストレスをためやすく、ODが軽症であっても登校が困難になりやすい傾向があります。

2　ODの病態に対する理解不足から生じる家族関係の悪化

　すすむ君はODと診断された後も、保護者は怠けているのではないかと、心配したり叱ったりしていました。そのため、家族関係が悪化してしまいました。

3　学校関係者のODへの認識不足から生じる信頼関係の悪化

　教師もODの子どもを受けもつ経験がなければ、ODを病気と思わず、怠け者と考えてしまいます。本人の気持ちを知らずに「頑張れ」と励ますと、かえって信頼関係が損なわれます。

4　生活機能低下・学業低下から生じる自尊感情（セルフエスティーム）の低下

　ODの多くでは、脳血流低下による生活機能の低下や高次脳機能の低下（集中力、思考力、記憶力の低下）が生じるため、学力が低下します。勉強の遅れを取り戻したくて勉強するのですが、「教科書を読んでもその内容が頭に入ってこない」と訴えます。「運動も勉強もで

第**6**章
難治性の
起立性
調節障害
の
コンプ
リート
療法
再挑戦編

きない、もう自分はダメな人間じゃないか」と自己評価が低下し、さらに心理的ストレスをため込むようになります。

5　長期化するひきこもりによる社会復帰の遅れ

欠席が長引くと休日にも外出したがらないようになります。たまに体調が良い日には、登校してみようかな、と思うのですが、同級生が勉強やクラブ活動に励んでいる姿を見ると、自分だけが取り残された気持ちになります。登校が億劫になり社会復帰が遅れることになります。自宅でゴロゴロする時間がさらに長くなり、前述したデコンディショニングが進行し、自律神経機能がさらに悪化するという悪循環が形成されることになります。

6　精神科疾患の併存や発症

長期化するひきこもりのなかには、イライラしたり、急に悲しくなったり、気分が落ち込んだり、何も手につかず1日中ぼーっとしている場合があります。これは抑うつ状態になっていると考えられます。生活活動性が低下してさらにODが悪化します。できるだけ早くメンタルクリニックを受診することが望まれます。

重症ODに対しては、上記の機序がどれだけ関与しているか、評価したうえで、治療を行うことが大切です。それがコンプリート療法の基本です。

すなわち、**表8**「1　身体的機序」（70頁参照）に対しては、FAST&HUT試験を用いた自律神経機能検査で評価します。**表8**「2　心理社会的機序」に対しては、心理社会的ストレスの程度を評価することも非常に大切です。心理面接を行ったり、発達検査を行うなどの方法があります。しかし、時間がかかり、その評価は熟練した専門家を必要とします。そこで、著者らと日本小児心身医学会が簡便に心理社会的ストレスを評価するチェックリスト「QTA30」を開発しました。詳細は別項（第1章・8頁）を参照してください。

身体的機序の項目では、すすむ君には生活リズムの乱れ、運動不足が

当てはまります。あらためて非薬物療法にしっかり取り組むことが大切です。

→【非薬物療法】

難治性ODに対しては、複数の薬物を組み合わせて使うことがあります。

→【薬物療法】

すすむ君自身がこれまでの考えを変えて、新しく生まれ変わるために、認知行動療法を行います。

→【認知行動療法】

心理社会的機序の項目にも数多く当てはまるので、これらの原因を1つずつ解決するために、家庭や学校での環境調整を行います。

→【環境調整】

解 説

難治性ODの非薬物療法

　以下の治療法は簡単なようにみえますが、重症の子どもが実践することはなかなか困難です。少しずつでもよいので、毎日行うようにします。最初のうちは大変ですが、習慣になれば楽にこなせるようになってきます。

1　立つときはお辞儀の姿勢で

　起床時や入浴など、立ち上がるときには、必ず、頭を下げてゆっくり立ち上がるようにします。

　臥位（横になっている状態）や座位から立ち上がると、健常者でも収縮期血圧（血圧の上）が一時的に20〜30mmHg低下します。ODでは50mmHg以上低下して立ちくらみ、眼前暗黒感、頭痛、失神様となることがあります。しかし、頭を上げずにお辞儀の姿勢で立ち上がれば、血圧低下は軽減され、脳血流低下も起こりません。起立時は、お辞儀の姿勢を保ちながら約30秒かけて徐々に立ち上がったり、歩き

第**6**章
難治性の
起立性
調節障害
の
コンプ
リート
療法
再挑戦編

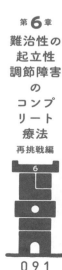

始めるようにしましょう。特に起床時や風呂から上がるとき、夏では
プールから上がるときには守りましょう。

　この動作は簡単に思えるかもしれませんが、毎日実践するのはとて
も難しいことです。著者は、診察のたびに子どもに実行しているか確
認しますが、ほとんどの子どもが「あ〜、また忘れていました」と言
います。この動作を習慣化すると、日常生活で立ちくらみはほとんど
なくなります。こんな簡単な対処法でも、コンプリート療法では徹底
的にやることが大切です。

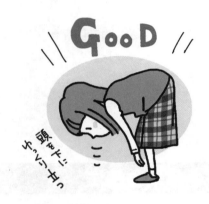

2　水分摂取

　水分は、毎日1.5〜2Lを目標に、できるだけ、こまめに摂りましょ
う。できれば1時間ごとに、コップ1杯分（150〜200mL）を目安と
します。

　ODの人は、水分摂取が少ない傾向にあります。統計的なデータは
ありませんが、喉があまり渇かないようです。「水分を摂ると、すぐ
お腹がチャプチャプになって、しばらく飲めないし、喉が渇かない」
と言います。

　普通の人からすると、「何でこれぐらいの水分が摂れないんだ？」
と思うのですが、ODの子どもは飲めません。大人になっても水分が
飲めない体質のようです。逆にいえば、「がぶがぶ水分を飲む子ども
にODは少ない」といえます。

コンプリート療法では、飲水量を毎日記録してもらいます。これについても、著者は診察のたびに子どもに実行しているか確認しますが、多くの子どもが「あ〜、喉が渇かないので飲めません」と言います。水分摂取を習慣化することもODの子どもにとっては大変に難しい治療法なのです。

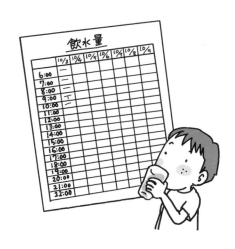

水分摂取の重要性について

図28にあるように、血圧を規定している因子は、1）血流と、2）血管の締まり具合です。中学の物理で習ったように、「電圧＝電流×抵抗」と同じ理論です。

血圧を維持するには、この2つの因子が大切です。血流を増やせば血圧は上がります。血流を増やす一番の方法は、身体の血液量（正確には循環血漿流量といいます）を増やすことです。水分が不足すると循環血漿流量が低下し、血流も血圧も低下します。

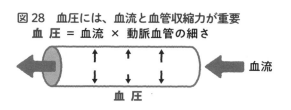

図28　血圧には、血流と血管収縮力が重要
血　圧　＝　血流　×　動脈血管の細さ

第**6**章
難治性の
起立性
調節障害
の
コンプ
リート
療法
再挑戦編

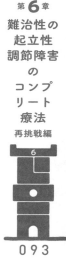

ODの子どもでは循環血漿流量が少ないと考えられています。循環血漿流量を測定するのはかなり複雑なので、まだ統計学的な報告はないのですが、成人の起立性低血圧や体位性頻脈症候群では循環血漿流量が少ないと報告されています[8]。

著者の臨床的経験ですが、確かにODの子どもは水分摂取が少ないように感じています。実際に心臓の超音波検査（エコー）を行って血流量を調べると、健常児よりかなり少ないようです。

では、どの程度の水分を1日に摂るとよいのでしょうか。小児科の教科書によると、必要な水分摂取量は体重30kgの子どもで約1.5L、45kgでは約2Lとなっています。これを目標にするのがよいですが、一気に飲まないで、あたかも点滴しているかのようにこまめに飲水するのがよいでしょう。1時間ごとにコップ1杯程度を摂るのが目安になります。水分としては、電解質飲料、水道水、お茶などがよいでしょう。カフェインの多いドリンク（コーヒー、紅茶、エナジードリンクなど）は、避けたほうがよいでしょう。

水分摂取の効果はあるの？

著者の友人でもあるアメリカのスチュワートらは、15〜29歳のODの1つのタイプである体位性頻脈症候群患者に経口電解質液1L、あるいは静脈輸液1Lを30分間で与える実験をしました。その結果、いずれも心拍出量は約9％増加し、起立耐性も改善したという効果がみられました。一方、健常者ではその効果は認めませんでしたので、やはり起立性調節障害では水分補給が必要ということがいえます[9]。関西医科大学でも同じような結果を報告しました。

3 運動療法

運動療法では、毎日のウォーキングが効果的です。10〜15分から少しずつ増やして、30分間の朝夕2回実行することを目標にします。

どのような運動がODに効果的なのか、まだエビデンスはありません。どんな運動でもやらないよりはやったほうがよいですが、著者のクリニックにおける治療経験の視点からは、ODにはウォーキングが

最も効果的なようです。ランニング、サイクリング、水泳などをやっている患者さんもいますが、FAST&HUT試験の結果が思うようにはよくならないのです。しかし、ウォーキングを毎日しっかり続けると、数か月でかなり改善します。

　現時点での結論は、ウォーキングを毎日、30分（約3km）を2回（朝と夕）、1年間続けるようになると、ほぼ治癒すると著者は考えています。これを毎日継続するのはかなりハードなので、中高生で実践できた患者さんはまれですが、大学生以後の成人ODのなかで、目標達成した人は薬物療法を中止できました。

　ウォーキングを毎日することが難しい場合、室内をウロウロ歩行するだけでもかなりの効果が出ます。同程度の運動量を実行できるのがアルバイトなので、例えば、軽作業のアルバイトなどはおすすめです。高校生では、コンビニエンスストア、スーパーマーケット、飲食店でアルバイトをすることが多いと思われますが、週に3〜4日ほど、1年以上勤務すると、FAST&HUT試験で良好な改善が認められます。

　ウォーキングができなくても、できるだけ身体を動かすことでデコンディショニングを防ぐことができます。

　注意すべきことは、運動をしっかりやったからといって、日中の時間の大半で、じっと座ったり、寝そべったりしないことです。なぜなら、身体を動かさないことで生じるデコンディショニングのために運動療法の効果が低減するからです。

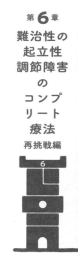

第6章
難治性の
起立性
調節障害
の
コンプ
リート
療法
再挑戦編

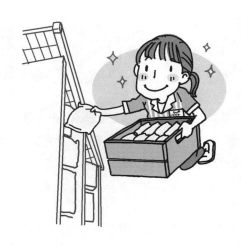

4　デコンディショニングを防ぐ

　前述したように、デコンディショニングはODを悪化させるという、エビデンスがあります。健常な体育会系の大学生でも、1日中寝そべる生活を続けると1週間で新起立試験の結果が著しく悪化します。ODの子どもたちも、寝そべり生活を続けていると、あっという間にODが悪化します。

　そこで、できるだけ身体を動かすようにします。運動をしたからといって、寝そべりスマホや長時間座ってのテレビは禁止しましょう。自宅でスマホを持ったら、立ち上がって歩いたり、その場で足踏みするようにしましょう。

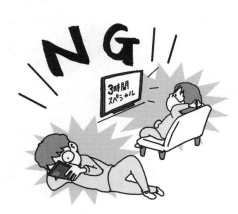

5　腹筋やスクワットなどの筋トレも毎日少しずつ行う

　筋肉は第二の心臓といわれるように、筋肉内やその周辺組織の血液（主に静脈血）やリンパ液を心臓に向けて送り出す作用があります。運動不足などの原因で下半身の筋力が低下すると、心臓に戻す血液量（静脈還流量）が減少し、結局は心臓から送り出す血液量（心拍出量）が低下して血圧が低下します。特に立位では重力によって下半身に血液が貯留するため、筋収縮による静脈還流を増やすことが必要です。学校を欠席したり外出する機会が少なくなり筋肉を使わないと、筋力が低下するため静脈還流量が低下し、ＯＤが悪化します。筋肉組織は毎日、新陳代謝されて古い細胞は壊され（異化といいます）、筋運動の刺激によって新しい細胞が作られます。筋運動をしないと異化だけが進み、筋肉が縮小して筋力が低下します。デコンディショニングでは筋肉が萎縮するのはそのためです。これを防ぐために、少しずつでもよいですから筋トレをすることが大切です。全身の筋トレが望ましいですが、少なくとも下半身の筋力が低下しないようにしましょう。

　一番よいのはウォーキングですが、腹筋やスクワットも加えるほうがよいでしょう。少ない回数から少しずつ増やして、筋肉痛が起こらないようにします。できるだけ毎日、少しずつ実行しましょう。

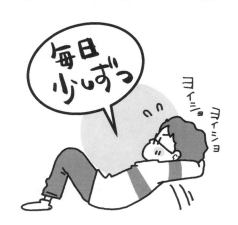

第6章
難治性の
起立性
調節障害
の
コンプ
リート
療法
再挑戦編

6

　ODでは二次性の睡眠障害を生じることがあります。夜になかなか寝つけないのは、起床時の起立循環不全による脳血流低下→朝の起床困難→生活リズムの乱れから生じるものです。夜早く就寝したからといってODが治るわけではありませんが、二次性の睡眠障害をさらに増悪させないためには、睡眠リズムを整える必要があります。

　眠くなくても、小学校高学年では午後9時までに、中学1〜2年生では午後10〜11時までに就床するようにします。勉強が忙しくなる中学3年生以後でも深夜0時までに就床します。

　睡眠リズムが乱れているケースでは、脳内物質であるメラトニンの分泌リズムが乱れています。メラトニンは周囲の照度に反応して暗くなると分泌が増え、身体を休める働きがあります。健常者では夕方〜夜にかけてメラトニンが増えて入眠を助けます。最近、日本でもメラトニン製剤が医療機関で処方されるようになりました。

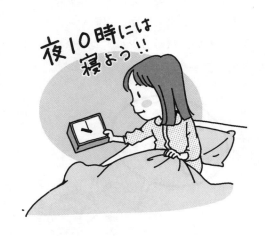

　ODでは、座位や起立時に下半身（腹部、殿部、大腿、下腿）への血液移動が過剰になり、その結果、脳血流が低下します。そこで、下

半身を適度に圧迫し脳血流低下を防ぐことで症状が軽減したり、外出後の疲労感を軽減することが期待できます。着圧（圧迫）タイツ・ソックスなどは重力による血液移動をある程度阻止することから、抗重力装具（counter-pressure garments）とも呼びます。現在、日本でも数種類以上の着圧（圧迫）タイツ・ソックスが市販されているので、利用するとよいでしょう。

　これらの使用にあたっては注意点があります。
① 　数多くの種類がありますが、圧迫の強さや肌感触が異なります。圧迫がやや強めのほうが効果がありますが、強すぎると足が痛くなります。また緩すぎると効果が少なくなります。自分に一番ぴったりな着圧（圧迫）タイツ・ソックスを選びましょう。
② 　着圧（圧迫）タイツ・ソックスは、夜の就寝中や身体を横にした状態で装着してはいけません。ODを悪化させます。登校や外出時に装着し、帰宅後にはただちに脱ぎましょう。

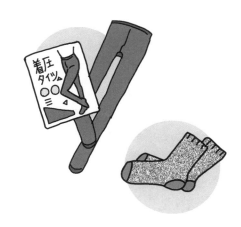

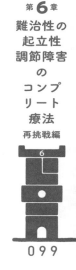

第6章
難治性の
起立性
調節障害
の
コンプ
リート
療法
再挑戦編

8　チルトトレーニングについて

　ODの身体的トレーニングとして効果が認められている1つに、チルトトレーニングがあります。

この方法は、HUT試験で使用するような斜めに立てたテーブル（傾斜台）に身体を横たわらせた状態を保持します。

この状態は、重力によって体内の血液を下半身に移動させるので、腹部、殿部、大腿、下腿に血液貯留を起こします。この血液貯留の程度は健常者では少ないのですがODでは強いため、心拍出量を低下させ、血圧低下を生じます。

これに対して、生体は代償機能として自律神経が反応し、交感神経活動が上昇し、血管を収縮させます。さらには体内水分保持能力を高めようとします。チルトトレーニングは、この生体の代償機能を高めることが国内外で報告されています。

ODでは身体を立てることが困難なのですが、このときに生じる生体反応をうまく利用して治療するのです。

チルトトレーニングの方法は、傾斜台を使いますが、角度が大きすぎて垂直（90度）に近くなると、下半身の血液貯留が過大となり血圧低下を生じて危険です。そこで、血圧低下を生じないような緩い角度（30〜45度）からトレーニングを開始します。

ここで、私たちが行ったチルトトレーニングの研究結果を紹介します[10]。この研究は、大阪医科薬科大学リハビリテーション科の高橋紀代先生と協同で行いました。

チルトトレーニングには、ODの子ども13例（男3例、女10例、平均14.2歳）が参加しました。サブタイプは全員、起立直後性低血圧としました。トレーニングの効果を評価するために、トレーニング中に血圧・心拍を測定しました。

トレーニングの方法は、

① 子どもを傾斜台の上で身体を横にします。臥位の状態で血圧と心拍を測定します。（1回目の測定）

② その後、徐々に傾斜台を立てて傾斜角度を45度と、頭のほうを高くします。そしてすぐに血圧と心拍を測定します。（2回目の測定）

③ そのまま6分間、保ちます。その後、血圧と心拍を測定します。（3回目の測定）

④　さらに傾斜台を立てて傾斜角度を60度にします。そしてすぐに血圧と心拍を測定します。（４回目の測定）

⑤　そのまま６分間、保ちます。その後、血圧と心拍を測定します。（５回目の測定）

したがって、チルトトレーニングの時間は12分間です。

⑥　①〜⑤までのトレーニング中に、血圧低下、著しい頻脈、気分不良が生じたら、傾斜台を水平にしてトレーニングを中断しました。

チルトトレーニングは連続７日間（１日１回）、実施し、トレーニングの前後でその効果を評価しました。

図29はチルトトレーニングの結果です。このトレーニングはODの子どもにとってつらい面もあります。トレーニング中に気分不良、血圧低下、起立性頻脈を生じて12分間のトレーニングを中断する子どももいます。初日〜３日目まで３名が中断しました。しかしその後、トレーニング効果が現れて、７日目には中断者は１名となりました。実際に、トレーニングによる血圧や心拍数にも良好な効果が出ていました。これは臥位から45度に傾斜したときに、どれだけ収縮期血圧が変化したのか、トレーニング１日目と７日目で比較しました。その結果、１日目では傾斜したら、収縮期血圧は−5.54mmHg（図中、△SBP：収縮期血圧変化）と低下しましたが、７日目には1.0mmHgとわ

第**6**章
難治性の
起立性
調節障害
の
コンプ
リート
療法
再挑戦編

図29　チルトトレーニングの結果（△SBP：収縮期血圧の臥位から立位への変化量）

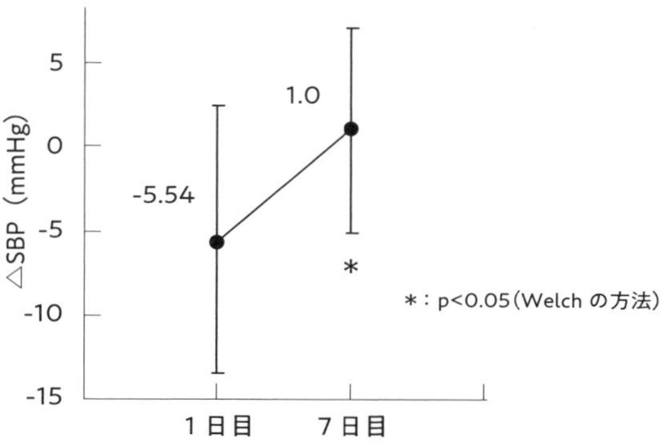

＊：p<0.05（Welch の方法）

ずかに増加しました。すなわち、傾斜による血圧低下を防止する効果がみられました。

　さらに、臥位の状態での心拍数や血圧を下げる効果もみられました。すなわち、臥位では身体をリラックスさせる副交感神経活動が活性化し、逆に身体を傾斜したときには、交感神経が活性化することがわかりました。これは健常児の自律神経機能に近づいたことを示すものです。

　チルトトレーニングでは失神を生じることがあるため、傾斜台と専門的な医師が必要であり、医師の観察のもとで実施します。しかし、日常生活で応用は可能です。しんどいからと言って、ゴロゴロと寝そべってしまうとデコディショニングによってODがさらに悪化します。チルトトレーニングのように少しでも身体を起こしておくことでODが軽減するでしょう。

解説

難治性ODの薬物療法

　コンプリート療法では、以下のように専門医向けガイドラインに従った薬物療法を行うこともあります。

　理論的に4つの方法があります。

1　現在の薬剤の服薬量を増やす

処方例：ミドドリン塩酸塩（1錠2mg）　起床時2錠、昼食後1錠、
　　　　夕食後（もしくは眠前）1錠

解説：ミドドリン塩酸塩は8mg（4錠）にまで増量可能である。た
　　　だし、小児では1日最大使用量は6mg（3錠）。なお、ミドドリン
　　　の長期使用成人例では、tachyphylaxisによる薬効低下がみられる。
　　　この場合、週5日間服用（金曜夜～日曜朝までの休薬）で耐用性が
　　　改善すると考えられる。

2　多剤を併用する

（1）効果の異なる昇圧剤を組み合わせる

　ミドドリン塩酸塩とドロキシドパ　L-threo-3,4-dihydroxy-phenylserine（ドプス）を組み合わせる。

処方例：ミドドリン塩酸塩（1錠2mg）　起床時1錠、眠前1錠＋ドロキシドパ（1錠100mg）　起床時1錠

解説：ミドドリン塩酸塩はα受容体に作用して血管を収縮させ、体位に関係なく血圧上昇効果を発揮する。ドロキシドパは立位での血圧低下時に血管収縮作用を発揮するため、ミドドリン塩酸塩単独でも起立性低血圧を認める場合に効果を期待できる。[11]

（2）昇圧剤と体内水分量を増やす薬剤を併用する

処方例：ミドドリン塩酸塩（1錠2mg）　起床時1錠、眠前1錠＋ドロキシドパ（1錠100mg）　起床時1錠＋ミリンメルト（1錠120μg）　眠前1～2錠

（3）昇圧剤と頻脈を軽減する薬剤を併用する

処方例①：ミドドリン塩酸塩（1錠2mg）　起床時1～2錠、夕食後（もしくは眠前）1錠＋プロプラノロール塩酸塩（1錠10mg）　起床時1～2錠

処方例②：アメジニウムメチル硫酸塩（1錠10mg）　1日1～2回、1回1/2～1錠、起床時と夕食後＋プロプラノロール塩酸塩（1錠10mg）　起床時1～2錠

解説：体位性頻脈症候群に対して、ミドドリン塩酸塩のα受容体刺激作用で下肢のプーリングを阻止し、プロプラノロール塩酸塩のβ受容体遮断作用で心拍増加をさらに抑制する。アメジニウムメチル硫酸塩とプロプラノロール塩酸塩の組み合わせも同様の効果がある。詳細は、担当医に相談しましょう。

　著者は、治療に対する心構えをすすむ君と保護者に次のように説明しました。

　「難治性ODは、治療に時間がかかります。なぜなら、一発で治る

第6章
難治性の
起立性
調節障害
の
コンプ
リート
療法
再挑戦編

6

特効薬がないからです。しかし、どのようにすれば治るのか、その治療法がわかっています。

　治療法の理屈は簡単なのですが、それを子ども自身が実行していくには、1年、2年と長い時間がかかります。場合によっては、数年かかることもあります。あきらめることなく、少しずつ続けていくことで、必ず快方に向かいますよ。そのためにも、どれだけ治療を頑張ったらどれだけ検査データがよくなるのか、その効果を自分自身で直接目で見て理解することがとても大切です」

　また、この治療が少しずつ実践できるように、治療行動日記を記録してもらうことにしました。「この病気は自分で治すしか方法はないのですよ。少しずつでもよいので、毎日、継続してくださいね」と説明しました。すすむ君も両親も、治療方針に納得したようです。

　今後は、かかりつけ医と医療連携（病診連携）を行い、定期的に地元のかかりつけ医に診察と治療をお願いすることにしました。

　大学2年生の11月、通学を開始しなければならなかったすすむ君は、下宿に戻りました。91〜98頁の1〜7の治療を少しずつ始めるように心がけました。しかし、思うとおりに実行できません。

　例えば、水分摂取のために、お茶を1時間ごとに1杯飲むのも一苦労です。なぜか喉が渇かず、1時間前に飲んだお茶がまだ胃に残っている感じがして飲む気になれません。夜寝る前になっても、まだ1Lも飲めていません。せめて1.5Lは飲もうと、500mLを一気に飲んで、床に就きました。ところが、夜はすぐに寝つけません。一気にお茶を飲んだために、何度もトイレに起きる羽目になりました。

　朝も相変わらず、身体を起こすとクラクラしてしまいます。「あ〜そうか、田中先生に、お辞儀をした姿勢のまま立ち上がるように言われたな」と思ったけれど、時すでに遅し、クラクラしてしまった後です。立ち上がるときには頭を下げて立ち上がる動作も、なかなか習慣になりません。

昼過ぎにやっと身体が動くようになったので、午後の授業に出席することにしましたが、遅刻しそうになったので、慌てて自転車で出かけました。急いで自転車をこいでいるうちに動悸がして、気分が悪くなりました。何とか授業に出席できましたが、授業中に気分不良が治りません。

　「あ〜、田中先生が通学するときには、できるだけ歩きなさい、と言ってたな。自転車だとしんどくなることがあるよ、と言ってたけど、そういうことか」

　「ODに自転車で通学しても効果が少ない、歩きなさいと、教えてもらったけど、歩いて大学に行くと、遅刻してしまうしなあ。でも、ODを治さないといけないから、明日から徒歩で登校するしかないな」と授業中に悶々と考えていました。

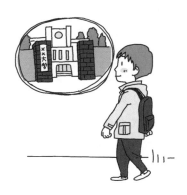

　授業が終わり、下校途中のコンビニエンスストアで夕飯の弁当を買い、何とか下宿に戻りました。久しぶりの通学は、相当こたえました。「あ〜、疲れた〜」と思わず、ベッドに横になりました。「そうそう、さっき友達からラインが来てたっけ」とスマホを触り始めました。気がつくと、2時間も寝そべりスマホをしてしまっています。

　「確か、田中先生が寝そべりスマホするな、デコンディショニングになる、と言ってたけど、う〜ん、無理やな。もう外も寒いし、散歩するのもつらいなあ」

　スマホを見ながらコンビニの弁当を食べて、ゆっくりと入浴して、

第6章
難治性の
起立性
調節障害
の
コンプ
リート
療法
再挑戦編

明日の大学授業の時間割を確認して、そして気づいたら、もう深夜の1時を過ぎていました。

「あ〜、田中先生が午前0時までに布団に入れ、と言ってたけどなあ、これも難しいなあ」と思いながら、布団に入ったのですが、なかなか眠くなりません。1時間ぐらいして眠りについたようですが、夜の服薬は忘れてしまいました。

こんな日が2〜3日続いた後、すすむ君は体調がよくなるどころか、大学に通うことができなくなりました。欠席が続いてしまい、結局、留年。大学3年生に進級することができませんでした。両親も「どうなってんの!?」とプレッシャーをかけてくるので、気持ちもかなり落ち込みました。

すすむ君は、結局、非薬物療法の1〜7（91〜98頁参照）のどの項目も実行できていません。これらは、「ふつうに元気」な人から見ると、どれも簡単にできそうなのですが、ODの子どもにとってはなかなか難しいことなのです。そこで「ふつうに元気」な保護者なら、ついつい、「しっかり水を飲みなさい、歩きなさい、スマホをやめなさい、簡単なことでしょ」と叱るのですが、子どもは「自分のしんどい気持ちを、全然わかってくれない」と反発するのです。子どもはやる気を失い、親子関係までが悪くなります。

「また、高校のときと同じだ。やっぱり僕は何をやってもうまくいかないダメな人間なのかな」

FAST＆HUT試験の検査データもかなり悪くなっていました。このままの状態ではいつまでも治りません。

すすむ君はまじめな性格なのに、なぜ治療がうまく進まないのでしょうか。原因はいろいろありますが、根本的な問題は、「自分はこんな病気になってしまって、不幸な人間だ。何をしてもうまくいかない」と自分の人生に悲観的になっていることです。重症のODではこのような状況は珍しくありません。

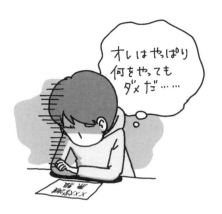

　このような場合、これまでと違った新しい人生観で見つめ直してみることです。その方法論の1つに、認知行動療法があります。すすむ君は、新しい人生観をもつための認知行動療法を受けることにしました。

> COLUMN　　**自転車利用時の注意点**

　ODの人も、自転車を運転する機会が多いと思います。高校生では通学時に自転車を利用する人が多いと思います。
　一般の人が自転車に乗る場合でも、交通事故に出遭う危険性があり注意が必要ですが、それに加えて、ODの人では、以下の点に注意をしましょう。

① 　登校時に自転車を利用する場合、遅刻しそうになると、必死にペダルをこいでしまいます。自転車は最初は負担を感じにくいので早くペダルをこぐと急激な筋運動のために一時的に血圧が急激に低下する危険があります。さらに予想以上に心拍数が高くなって動悸が激しくなり、しんどくなることがあります。急がないように、余裕をもって出発しましょう。
② 　交差点の赤信号で待つ場合、自転車から降りずにいると、下半身に血液が移動して血圧が低下する可能性があります。それで失神する危険性があります。信号待ちなどでは、自転車からいったん降り

第**6**章
**難治性の
起立性
調節障害
の
コンプ
リート
療法**
再挑戦編

て、足をクロスさせたり足踏み動作を行って、下半身への血液移動を少なくしましょう。

③　これまでに次のような自転車事故のケースがありました。サイクリングの最中の出来事です。上り坂の後に、長い下り坂があり自転車をこぐのを止めていました。急に意識がなくなり、転倒し、気がついたときは、病院の救急室。頭部を何針も縫合されたようです。このケースは起立試験で脳血流の変動が著しかったので、サイクリングの下り坂で脳血流低下を生じて失神したと思われます。ほかにも、頭部打撲で軽度の脳出血を起こしたケースもありました。

　サイクリングでは汗をかき、脱水症になりがちになり、血圧も下がります。さらに、ペダルをこがない下り坂では、足の筋肉に血液が移動して、さらに血圧も脳血流も低下して、意識を失う危険性が高くなります。これらの事故は、冬の寒い日に起こっているので、季節に関係なくサイクリングでは注意が必要です。

4 ）Tanaka H, Thulesius O, Borres M, Yamaguchi H and Mino M. Blood pressure responses in Japanese and Swedish children in the supine and standing position. Eur Heart J. 1994 ; 15 : 1011-1019

5 ）Kajiura M, Tanaka H, Borres M, Thulesius O, Yamaguchi H, Tamai H. Variant autonomic regulation during active standing in Swedish and Japanese junior high school children. Clin Physiol Funct Imaging. 2008 ; 28 : 174-181

6 ）Tanaka H, Mollgborg P, Terashima S, Borres MP. Comparison Between Japanese and Swedish Schoolchildren in regards to Physical Symptoms and psychiatric complaints. Acta Pediatr 2005 ; 94 : 1661-1666

7 ）数間紀夫、小児科領域における起立性調節障害について、神経治療、2015 ; 32 : 351-356

8 ）Jacob G, Robertson D, Mosqueda-Garcia R, Ertl AC, Robertson RM, Biaggioni I. Hypovolemia in syncope and orthostatic intolerance role of the renin-angiotensin system. Am J Med. 1997 Aug ; 103（2）: 128-133

9 ）Medow MS, Guber K, Chokshi S, Terilli C, Visintainer P, Stewart JM. The Benefits of Oral Rehydration on Orthostatic Intolerance in Children with Postural Tachycardia Syndrome. J Pediatr. 2019 Nov ; 214 : 96-102. doi : 10.1016/j.jpeds.2019.07.041. Epub 2019 Aug 9.

10）高橋紀代、田中英高、梶浦賞、中尾亮太、佐浦隆一、小児起立性調節障害患者（OD）に対する傾斜台を用いた起立負荷訓練（ティルト訓練）中の循環動態の変化　起立直後性低血圧における検討（原著論文）自律神経 2012 ; 49（2）: 103-108

11）Tanaka H,Yamaguchi H,Mino M : "The effects of the noradrenaline precusor,L-thero-3,4-dihydroxyphenylserine,in children with orthostatic intolerance" Clin Autonom Res.6.189-193（1996）

第 **7** 章

難治性の
起立性調節障害の
コンプリート療法
復活編

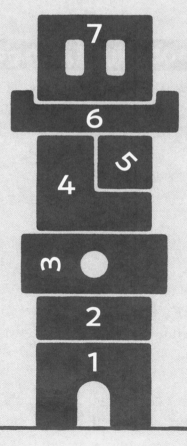

人生には、病気や事故、不仲、死別、災害、倒産、貧困など、さまざまな困難や苦難に出会うことがあります。多くの場合、努力によって乗り越えられるのですが、どうしても克服できないような大きな壁や不幸もあります。そんなときでもこれを乗り越えられる方法があります。

　これまでの思考パターンを大きく変革して、人生の苦難を脱出していくのです。そのために認知行動療法があります。これまでのうまくいかなかった行動パターンとその基になる考え方を変えていくとよいのです。

解説

つらく長いODを乗り越えるための認知行動療法

　認知行動療法（Cognitive Behavioral Therapy：CBT）とは、その人の身体や心の問題を引き起こしている誤った認識や認知の歪みを治療者―患者の合意と努力で解決志向的に転換させる心理療法です。

　代表的な認知の歪みには、
① 不合理な信念　（例：私は誰からも愛されていない、私は頭が悪い、私が叱らないと、だめな子どもになる）
② べき思考（例：夫は妻に優しくするべきだ、子どもは親の言うことを聞くべきだ、高校だけは卒業するべきだ）
③ 過度の一般化（例：不登校になったら、人生は失敗だ）
④ 独善的推論　（例：お金さえあれば幸せだ）
⑤ All or nothing　（例：子育てしない夫は、父とは呼ばない）
などがあります。

　人は、これまでの長い人生のなかでさまざまな経験をした結果、知らないうちに固定観念が出来上がります。

例えば、子育て中の保護者の心の中には、「子どもは親の言うことを聞かなければならない」「みんなができることはしなければならない」「友達をつくらなければならない」「みんなと仲良くしないといけない」「子どもは勉強しなければならない」「いい学校やいい大学に行かなければならない」などの固定観念があります。

　これらの考えは間違ってはいません。しかし、なぜそうしないといけないのかという理由を、ほとんどの人はあまり深く考えることなく、そう思い込んでしまっている、というのが固定観念です。

特に起立性調節障害（OD）の保護者では、
・夜は元気なのに朝起きられないのは、根性がない、怠けているのだ、気持ちの問題だ
・夜はいつまでも起きているので、早く寝ろと注意しなければならない
・怠け癖が大人まで続くと困ったことになる、今のうちに直さなければならない
・学校に行けないから、少しでも家で勉強するべきだ
という常識的思考、あるいは固定概念に縛られやすくなります。

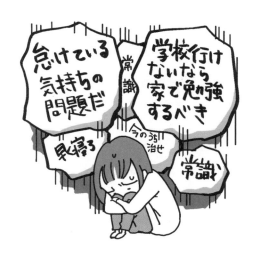

第**7**章
難治性の
起立性
調節障害
の
コンプ
リート
療法
復活編

一方、ODの子どもにも認知の歪みがみられることがあります。

・身体を動かすとしんどいので、横になっている
・胃がダブダブになるので水分は摂らない
・自分の言い分を親はわかってくれない
・親はいつも口うるさい
・遅刻すると皆が変な目で見るに違いない
・学校を休んでいるから仲間外れにされるに違いない
・しんどくても学校には行かなければいけない

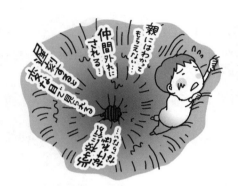

　CBTでは、「このような常識的思考や固定概念は間違ってはいないが、いったん横において、他の考え方を取り入れて、それに基づく方法や行動を試してみましょう」と、患者（クライエント）と治療者で話し合って決めていきます。

　CBTにはいくつかの手法がありますが、クライエントと治療者で最適な方法を決めていきます。

<h3>1　第1段階のCBT</h3>

　まず第1段階のCBTでは、ODに対する認知を次のように変容させていきます。

　例えば、ODの場合では、「夜は元気なのに朝起きられないのは、根性がない」のではなく、「脳血流が低下するという非常につらい病気なのだ。病気の子どもを叱ったところで、脳血流低下は治らない」

という考え方を取り入れて、「朝起こすときには叱らない、起こしてほしいときだけ、声かけをする」などの方法を試してみます。

　また、「しんどくても学校には行かなければいけない、無理にでも登校させる」という方法をいったん横において、「ODは自律神経系の疾患であり、心理的ストレスによって悪化する」という考え方を取り入れて（認知を変えて）、「午後から自律神経機能が改善し、体調が良くなったら登校する」という行動目標を立て、少しずつ実践します。

　「身体を動かすとしんどいので、横になっている」という認知に対しては、「横になるとデコンディショニングが進み、脳循環がさらに悪化する」とFAST＆HUT試験の結果をフィードバックして認知を変えるようにします。

　さらに、学校やクラスメイトに関しても、「遅刻すると皆が変な目で見るに違いない、学校を休んでいるから仲間外れにされるに違いない」と認知しているなら、教師や友達にODという病気の特性を説明し理解してもらったうえで、登校できたときは「頑張ったね」と声かけをしてもらい、自分は仲間外れではないと認知を変えて不安を軽減するようにします。

　このような治療スタイルが第1段階のCBTです。これによって心理的ストレスが軽減し、事態が好転することが少なくありません。

2　第2段階のCBT

　しかし、このように認識を変えたら良くなるという理論を頭では理解できても、子どものだらだらした行動やODという病気そのものを受け入れられない保護者もおられます。

　「病気だと言っても、就寝時刻を守ったり、もっと身体を動かしたりできるだろう。スマホばっかりやっているじゃないか。ちょっとは勉強できるだろう。やっぱり根性なしとしか思えない」

　「ODという病気を言い訳にして、怠けているとしか思えない。病気といっても、仮病的なところもあるんじゃないか。このまま放っておいて将来大丈夫なのか？」

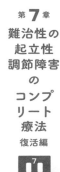

「何でこんな根性なしの子どもになったんだろう。他の子どもたちはみんな元気で学校に行っているのに。うちの子は、何か呪われているみたいだ。認知行動療法と言われても、自分には無理」

一方、子どもはさらにネガティブになり、「こんな身体に産んだ親が悪い」と口にすることもあります。

こういうネガティブな思いになるのも、とても理解できます。重症ODの子どもやその保護者なら、一度や二度は、このような気持ちになるでしょう。よくわかります。これまでこのような苦しい思いに毎日、悩み苦しんでいる保護者を、著者は長年にわたり診てきました。子どもへの愛情や思いが強ければ強いほど、そのような気持ちになるのでしょう。

そんな愛情の気持ちをもちながらも、それと同時に「なぜ、子どもがこんな病気になったのか、なぜ、こんな親子の『巡り合わせ』になったんだろうか」と、その原因や意味がわからず、ご自身の人生そのものを受け入れられない、という気持ちが隠れているかもしれません。

しかし、このような「巡り合わせ」の奥深くには、『縁起の理法』というものがあります。現在この世で起こっている事象は単なる偶然ではなく、必ず、原因結果がある、という仏教の考えです。結果には必ず原因があります。それは科学の実験でも当てはまります。水素と酸素を燃やすと水が発生する、というのも原因結果です。『縁起の理法』は、この世だけに止まらず、あの世や前世を通じて当てはまると、お釈迦様は教えています。

「果実の甘さ苦さにも、過去に必ず理由がある」というように、親子の巡り合わせを含めて、自身のラッキー、アンラッキーと思える出来事にも、この世を超えた前世、前々世からの理由があるというのです。

人は何度も生まれ変わり、あたかも車輪の径が廻るように転生し、その都度、新しい経験を積んでいく、というのです。その繰り返す転

生において、原因→結果が連続して魂が成長していくとしています。

そこで次のようなシナリオを想定し、治療を組み立てていきます。

① 輪廻転生の過程における毎回の人生では、自分の魂が一段と成長するように、さまざまな難問を盛り込んだ人生計画を立て、それを『一冊の問題集』として、今世に生まれてくるときに持って生まれてくる。

② その人生計画には、今世の人生の目標や使命、職業、さらには親子関係も含まれている。すなわち、この世での親子の巡り合わせは偶然ではなく、前世から深い縁があり、お互いに約束して生まれてくる。

③ 病気も人生計画の1つであり、それを克服し乗り越えることで、新たな幸福を手にすることができるという課題も含まれている。

④ 家族関係、仕事においても、その過程で失敗、成功があり、すべてに原因→結果があり、この世だけで完結することなく、前世―今世―来世と連綿と続いている。

⑤ 人生のさまざまな出来事や親子関係は、単なる偶然ではなく、自分が生まれる前に、自分の成長のために自己決定した結果である。すなわち人生の困難、苦難であってもその解決方法は、すでに自分自身のなかにもっている。

⑥ あなたの子どもは、人生計画を立て、『一冊の問題集』をもって、生まれてきている。親子や兄弟も決めて、人生の困難を乗り越えて、立派な大人になり、世の中に役立つ人となろうと、決意して生まれてきた存在である。

⑦ あなたもあなたの子どもも、前世でもそうであったように今世も、人生を成功させようとする尊い魂をもった永遠の存在である。

このようなシナリオに基づいたCBTによって、ODの苦しみを克服した親子がいます。そのケースを紹介しましょう。

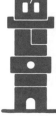

第7章
難治性の
起立性
調節障害
の
コンプ
リート
療法
復活編

『人生は一冊の問題集』と向き合い困難を克服したケース

　C君は、小学6年生です。母親はしっかりしたキャリアの女性で、子どもの躾に厳しく、頭が良かったC君に塾など学業に励ませました。しかし、友人とのトラブルが契機となり、しんどいと言って学校を欠席するようになりました。母親も躍起になり、あちこちの医療機関にC君を連れて行きました。月に一度、たまに登校できるぐらいです。倦怠感が強く、朝には起きることができず、夕方頃にやっと起き上がれるのですが、逆に夜は目が冴えて寝つけません。

　中学3年生の頃には、毎日が昼夜逆転生活になり、外に出ることもなく自宅にひきこもるようになりました。学校に行かなければいけないという強い葛藤、さらに友達に勉強や運動で負けたくない、でもできていない、というジレンマがストレスになって、抑うつ状態になりました。メンタルクリニックにもかかりました。中学卒業後は、高校には進学しませんでした。挫折感が強く、自宅にひきこもったままだったからです。親子の会話も、もうありません。

　母親は、身体的にも精神的にも疲弊しているわが子の姿を見て、「私の育て方が悪かったのではないか。体調が悪いときにも無理に勉強を押しつけたからかもしれない。でも、もう少し頑張って学校に行けないものなのか？　やはり怠けているのではないのか」という思いが、毎日毎日繰り返して心の中に湧き上がります。母親自身は絶望的な毎日を送っていました。

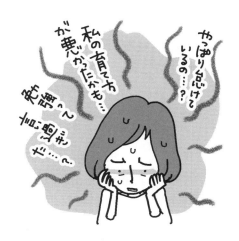

　著者のクリニックを受診していたので、あるとき、以下のような内容のメッセージを添えてCBTを提案しました。

　「人は一度きりの人生を生きるのではなく、久遠の昔より、歩み続けている永遠の旅人です。人は、仏性（仏と同じ本性）をもち、無限の向上を求めるが故に、仏より永遠のいのちを与えられ、幾度となく転生している存在です。人生には、さまざまな困難、苦難が用意されているように見えますが、それらは自分の魂を鍛えるための一冊の問題集のようなものです。無限の向上を求めて自分で選んだ問題集です。例えば、子どもは親を選んで生まれてくるし、人生の苦難や病気も人生の計画という考え方があります。だから、必ず病気を乗り越えてくれると信じましょう」

　それを聞いた母親は、「これまで、子どもは怠けていると思っていました。でも考えが変わりました。もしわが子が小学生時代から、ODの病気や不登校という厳しい状況を克服しようというハードな人生計画を立てているとするなら、それはきっと、とても立派な精神をもった魂なのかもしれません」と、話されました。少し認識が変わったようでした。すると、子どもへの気持ちや接し方もこれまでと少しずつ変化していきました。"今は困難を乗り越えるための準備期間なのだ。しばらくゆっくりと見守ろう" と思うようになったと言います。

第7章
難治性の
起立性
調節障害
の
コンプ
リート
療法
復活編

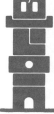

心理学でいうところの受容的対応へと行動変容が始まったようでした。子どもに対して、「早く寝ないと朝起きれないでしょ」「学校に行かないのだから少しでも勉強しなさい」と小言を言わなくなりました。

　C君は薬物療法や非薬物療法で治療を続けていましたが、母親が受容的な対応になったことで、自分の体調に合った生活を送れるようになり、気分的に楽になったようでした。

　1年ほど経過して、C君は自主的に個別指導の予備校に通うようになりました。体調が良くなり、自習室にも出かけるようになりました。時々、体調が悪くなり昼夜逆転の生活に戻ることがありましたが、生活リズムを戻そうと考えて、著者の勧めもありスーパーマーケットでアルバイトをすることにしました。週2回・1回3時間ほどですが、品出しならできると考えたようです。約2年間、予備校とアルバイトの生活を続けたところ、体調が回復し、検査データが正常化してきました。それと同時に「最近は、勉強していても、頭がよく働くように思います。集中しやすいし、記憶力も戻ってきたような感じです。まるで頭のパソコンを入れ替えたみたいで、サクサク動いている感じ。最近の実力テストではこれまでになくいい成績でした[注2]」と語ってくれました。自分の将来なりたい職業も見つかり、大学受験に向けて勉強もはかどり、無事国立大学に合格。精神的にとても成熟し、たくましく立派になりました。自宅から約1時間の通学時間でも無欠席で卒業できたのです。その後も社会人として元気に活躍しています。C君は完全な社会復帰に至るまで約8年間かかったのですが、今はご家族で幸せに暮らしています。

注2）FAST&HUT検査で起立時の脳血流低下が改善すると、学習能力が格段に改善します。学習に必要な理解力、記憶力、推理力、集中力が改善するからです。これは著者の臨床経験で痛感していますが、アメリカのスチュワートも報告しています。
Stewart JM et al. Postural neurocognitive and neuronal activated cerebral blood flow deficits in young chronic fatigue syndrome patients with postural tachycardia syndrome. Am J Physiol Heart Circ Physiol. 2012；302（5）：H1185-94I

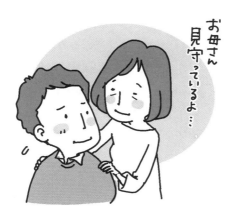

お母さん
見守っているよ…

　母親は、これまでを振り返って話してくださいました。
「あの当時は、この子は本当にこのままでよいのか、なぜもっと頑張っ
てくれないのか、と子どもを責める思いがどうしても捨てきれない自
分と、いや、むしろ母親である自分が変わらなければ、そして子ども
を信じて受け入れなければいけない、ゆっくりと見守らなければいけ
ない、と自分自身を責める二人の自分がいました。さらにそれに加え
て、『子どもを見守るだけでは、もっと子どもは悪くなるぞ』という
心の囁きにも、たびたび悩まされました。しかし、『人生は一冊の問
題集』という考え方に認知を変えることで、いつか必ず、子どもが元
気になる日が来ると信じられるようになれました。そうすると、子ど
もには一切小言を言わずに済む自分に変わっていったのです。本当に
ありがたいことです。自分自身も人間的に成長できたように思えます。
周りの人々をも受け入れることができるようになったのです。『皆さん、
人それぞれが人生計画を立てて心の中に問題集をもって何度も生まれ
変わって頑張っておられるのだ、いとおしい存在だ』と感じるように
なったのです。これは本当に尊い経験でした。「心から嬉しく感謝し
ています」と語ってくれました。

　人は病気になると不幸だ、と普通は考えます。そして治療して身体
が元の状態に戻っただけでも、治療は成功したと判断します。しかし、

第7章
難治性の
起立性
調節障害
の
コンプ
リート
療法
復活編

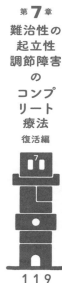

マイナスの状態からゼロに戻しただけのことです。病気というマイナスの状態では社会的にも経済的にも多くのものを失います。C君のケースでは、病気になったことで親子の絆という精神的に大切なものまでも失いかけました。しかし、このようなCBTによって、人生が転落しかかるという厳しいマイナス状態からゼロに戻るだけでなく、人間的に成長でき、大きくプラスに転じた、という貴重な体験をされたのです。失うものは多かったのですが、その分、よりいっそう学びは大きかったようです。災い転じて福となすと言いますが、病気という逆境から脱して逆に幸福になることは素晴らしいことです。C君のケースから学べることは、とても多いのではないでしょうか。

　著者の認知行動療法（CBT）を受けたすすむ君は、「そうか、そういう考え方もあるのか」と、これまでの病気への向き合い方を変えることができました。

　これまで、起立性調節障害（OD）について医学的に深く勉強したことがなかったので、著者の書籍を読み返しました。そして症状の1つひとつには、科学的な理由がある、前向きにその機序を理解するように努めました。

　このままの状態で留年しても、また欠席が続くと考えたすすむ君は、1年休学して治療をしようと決断しました。前述（91〜98頁）の1〜7にしっかりと取り組むためには、休学したほうがよいと考え直したからです。

　1〜7を少しずつでも実践していくと、FAST&HUT試験の結果が改善します。すると、日常生活が少しずつ楽になってきます。洗面、着替え、食事、入浴など、日常の行動が楽になり、身体を動かしやすくなります。部屋の片づけなどもしようと思えるようになります。活動性が増えると、その結果、自律神経機能が改善しさらに日常の行動が楽になるという、正のサイクルが回り始めます。

　しかし、正のサイクルを回し始める最初が一番困難なのです。自転

車のこぎ始めに一番力が要るように、何事も最初に始めるときが苦しいのです。

　1〜7を継続するために、すすむ君にアルバイトを始めるようにアドバイスしました。専門医向けガイドラインにも記載があるように、全日制高校に登校が困難なODには、アルバイトが勧められます。重症ODでは毎日通学することが非常に困難です。身体がとてもだるいのに、毎日登校しなければいけないという心理的ストレスが加わり、心身とも疲弊し、自宅で臥床することが多くなります。通信制高校に通っているODでは、登校回数が少ないと、外出せずに自宅にこもりやすくなります。その結果、デコンディショニング（74頁参照）がさらに悪化し、ODが重症化してしまいます。

　この膠着した状況を脱出するために、最良の方法がアルバイトを始めることです。外出する機会が増えてデコンディショニングが軽減するばかりでなく、勤労によって社会性が芽生えてきます。

　ただし、生まれて初めてアルバイトをやり始めるわけですから、しばらく継続できるためには、いくつかの要点があります。それを知ったうえで始めるようにするとよいでしょう。

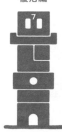

第**7**章
難治性の
起立性
調節障害
の
コンプ
リート
療法
復活編

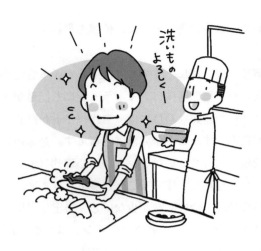

解説

アルバイトのODに対する治療効果

　専門医向けガイドラインにも記載がありますが、アルバイトは利用の仕方によって、次のようにさまざまな効果があります。

① 職業体験：中学校では授業の一環として導入されているが、あらゆる職種を実際に目で見ることで世界観が広がる。

② 仕事を通しての人間関係構築：長期にわたる不登校期間のコミュニケーション不足を解消できる。仕事（例えば、商品を運ぶなどの共同作業）では、コミュニケーションが比較的とりやすい。

③ 勤労―報酬システムを実体験する：仕事をしたらそれに相応する給料が得られ、それを自由に使えるという素晴らしい体験ができる。

④ 自らの稼ぎに基づく収支決算処理：お小遣いやお年玉を使う場合、親が制限することが多いので、自分で収支決算を考える機会が少ない。ある会計士によると、それを毎月行うことで会計処理の入門的トレーニングになるといわれている。

⑤ 社会システムの一端を垣間見る：業務を適切に遂行することで、

それに相当する収益を得るが、業務に過失があればその責任をとらなければならない（例えば、勤務に無断で遅刻すると罰則がある、欠勤をすると他の従業員に迷惑がかかるなど）という、業務上の常識を体験できる。自己責任という概念を身をもって知ることができる。

⑥　日々の時間の構造化による生活リズム改善の促進：不登校状態では体調が回復したら起床する、という身体の調子に合わせた生活リズムになるが、勤務時刻に遅刻しないように起床し食事を摂るなどの時間の構造化が進み、その結果、生活リズムが改善し、自律神経機能も改善する。

⑦　①～⑥を少しずつ体験することで社会復帰につながる。

　これらが効果的に達成されるためには、子ども自らの自主性に基づいて、自らの関心のある領域でアルバイトの開始を「自己決定」し、「自分で行動」し、「自分が責任をとる」という『自主性の３原則』を、子ども自身が理解し、自分自身で実行していく必要があります。

　保護者の心構えとして大切なことは、保護者が子どもに『自主性の３原則』を守らせることではなく、子ども自身が自らの心の力で、一歩ずつ進んで、自主性を高めていくためのトレーニングなのだ、と認知を変えることです。子どもがアルバイトを開始するにあたっては、保護者は干渉せず、じっくりと見守っていくという姿勢が必要です。保護者がこの心構えを忘れて口出しをしてしまうと、自主性の３原則は崩れ、振り出しに戻ります。

　OD児は、身体がだるいので、アルバイトなどの労働を避けたがる傾向があります。もし保護者が指示的にアルバイトを強いると、かえって反発してうまくいきません。

　自主性を高めるには、小さな成功体験を少しずつ積み重ねていくことが大切です。例えば、子どもが自分でアルバイト先を見つけて、面接に行った場合、もし採用されなくても新しいことに挑戦したという事実を子どもとともに喜びながら、寄り添いながら支援していきます。

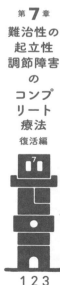

第**7**章
難治性の
起立性
調節障害
の
コンプ
リート
療法
復活編

実際にアルバイトを開始しうまく進むと、精神的にとても成長し、またODを克服できるという自信も認められるようになり、効果的な介入と考えられます。

　ODの高校生や大学生は、学校には遅刻をしてしまうことがあっても、不思議とアルバイトでは遅刻や欠勤をしてしまうことはほとんどありません。

　この理由はよくわかりませんが、次のように考えられます。

　学校への登校という出来事においては、「登校しなければならないという心理的ストレス→自律神経機能の悪化→ODの悪化→登校困難」という一連の精神─身体メカニズムを引き起こします。これが常態化すると精神生理学的な「条件付け」が完成します。登校しようとすると、直ちに自律神経機能が悪化するという不登校時に作動する「条件反射」が起こるのです。これは専門医向けガイドラインにも記述されています注3)。

　一方、アルバイトではこの条件反射が起こりません。著者の推論ですが、逆に「アルバイトで身体を動かす→自律神経機能の改善→アルバイトの継続→お小遣いが増えて好きなものを買える→嬉しい→大脳辺縁系にある報酬系の活性化→自律神経機能の改善→アルバイトをさらに継続」という望ましいメカニズムが作動します。「大脳辺縁系の報酬系」は自律神経中枢の一部であり、自律神経機能を円滑化するのに大きな役割を果たします12)。アルバイトでは報酬系が活性化しやすく自律神経機能が改善し、遅刻や欠勤が起こりにくいと推論できます。

　ここで注意点があります。アルバイトをするのは、報酬系を活性化させることが目的です。もし、アルバイトが面白くなく苦痛であったり、バイト時間が長すぎて疲労困憊すると、不登校のときのように、条件反射が悪夢のように蘇ります。

ODの高校生や大学生がアルバイトを最初に挑戦するときには、以下の点に注意してください。

① 　アルバイトをやってみようという自発的で楽しい気持ちであること（それは、"自由に使えるお小遣いがほしい"という気持ちで十分です。"社会復帰のためにするのだ"などと思いすぎるとストレスになります）

② 　勤務時間や回数は、無理をせず体調に合わせて、週１～３回、１回３時間程度までにすること

③ 　アルバイトを増やす場合には、勤務時間ではなく、勤務回数を増やすほうが疲れにくい

【自験例：アルバイト開始時18歳　中学３年発症、脳血流低下型OD】

　通信制高校に進学したが大学を受験したいという希望があり、自宅にこもって受験勉強をした。しかし、体調不良が続き、朝起床できず、集中力が低下し、勉強がはかどらなかった（**図30**上段）。アルバイトを週３回、１回３時間を勧めたところ、同意して開始。４か月後には脳血流低下がかなり改善した（**図30**下段）。

注３）条件反射：条件刺激によって反射的に身体が反応すること。詳細は、「重症ODは、なぜ治りにくいのか？　（３）嫌悪刺激による自律神経を介した条件反射形成」（106頁）を参照。

　すすむ君は、週に１日３時間だけ、スーパーマーケットで品出しのアルバイトを始めることにしました。

　「田中先生が、「バイトの勤務時間を最初から５時間とか長くしてしまうと、とても疲れてしまい、翌日に起き上がれず、また１日寝たきりになってしまい、かえってODが悪くなる、せっかく始めたバイトを辞めたら意味がないので、あまり疲れないように３時間ぐらいまでにしておきなさい」と言ってたなあ。３時間ぐらいなら、何とか続けられそうだ」

　すすむ君は、これまで自然に目が覚めるお昼頃に起床していたので、

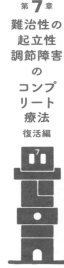

第**7**章
難治性の
起立性
調節障害
の
コンプ
リート
療法
復活編

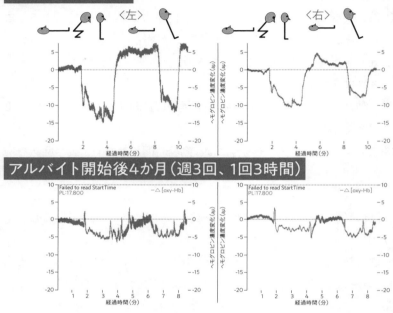

図30　FAST&HUT 試験（脳血流に対するアルバイトの効果）

午後３時からのアルバイトを見つけ、始めることとしました。始業時刻に間に合うように、生活リズムを崩さないように２〜３日前から少し早く就寝するようにしました。

　初めてのアルバイトだったので、初日は緊張しましたが、職場の人もやさしくしてくれたのでほっとしました。いろいろ教えてもらっているうちに、３時間はあっという間に過ぎてしまいました。思ったほど疲れなかったので、少し自信がつきました。

　アルバイトを始めて３か月が経ちました。週１回３時間の勤務でも、毎月、約１万円の収入になり、「お、結構もらえるなあ。アハハ、これはもうちょっと増やしてみようかな〜」と、給料をもらう体験は初めてだったので、嬉しくなりました。

　「田中先生が、『アルバイトを増やすなら、１回の時間ではなく、回数を増やしなさい』と言ってたな。確かにそのほうが継続していけそ

うだ」

　少し慣れてきたすすむ君は、アルバイトを水曜日と土曜日の週2回にしました。仕事の2日前から生活リズムを崩さないように、自分なりに気をつけているうちに、不思議と毎日の生活が規則正しくなってきました。アルバイトを開始してから、一度も出勤に遅刻していません。すすむ君自身、とても不思議でした。

　「高校や大学のときには、必死に出席しないといけないと思っていたのに、なぜか遅刻してしまうし、行けなくなってしまう。でも、アルバイトだと、なぜ、遅刻せずに行けるのかな？　不思議だなあ。俺も遅刻しないで出勤できるんだ。何か自信が出てきたな」

　そうなのです。ODの高校生や大学生は、学校には遅刻をしてしまうことがあっても、不思議とアルバイトで遅刻や欠勤をしてしまうことはほとんどないのです。その結果、徐々に生活リズムが整うようになり、出勤時間までには自然に覚醒できるようになります。

　週2回のアルバイトを3か月続けているうちに、すすむ君は自然に身体が動くようになり、日常生活動作が楽にできるようになりました。そこで、勤務先にお願いして、さらに出勤回数を増やしました。アルバイトを開始して1年経ち、週4回勤務できるようになり、体調もかなりよいと自覚できるようになりました。勤務先の従業員が病欠することがあると、「午前中のシフトに入ってくれないか」と頼まれることもありました。最初は午前中に起床できる自信がなかったのですが、これも不思議なことに、朝早くから起床することができたのです。最近では、午前、午後に関係なく、シフトに入ることができるようになりました。

　すすむ君は、久しぶりにFAST＆HUT試験を受けてみることにしました。すると、検査結果はとても改善していました。デコンディショニングが改善していたのです。本当に嬉しくなりました。

　「田中先生も、この検査データなら、大学に復学できるよ、と言ってくれた。自分でも体力に自信が出てきた。復学するぞ！」と決断し

第**7**章
難治性の
起立性
調節障害
の
コンプ
リート
療法
復活編

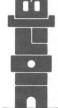

ました。

　復学後の新学期が始まりました。アルバイトを開始したことで、睡眠リズムが正常化し、体力も回復、朝の起床時にも立ちくらみやフラフラすることが、格段に少なくなりました。休学した直後には身体がだるく、すぐに横になりたくなったのですが、それもなくなりました。
　「田中先生が、復学しても土日にはアルバイトを続けること、通勤は自転車を使わず、できるだけウォーキングすることが、大切な治療法になる、と教えてくれたので、それを続けよう」
　元来、真面目なすすむ君は、非薬物療法と薬物療法を継続し、その後の大学生活では、欠席することもなくなりました。帰国子女のすすむ君は、外国語は堪能であったので、希望の外資系企業に就職が決まりました。

　最後の診察で、すすむ君は、以下のように話しました。
　「中学の頃から身体がだるくて、でも、頑張っていたけど、高校2年で無理がたたって登校できなくなってしまいました。あまりにしんどくて退学したときのことはよく覚えていないけど、高認を受けて何とか大学に合格したときはホッとしました。ところが、大学でまた症状が悪くなって留年したときには、僕はもう駄目だ、と落ち込んでしまいました。なぜ身体がしんどいのか、なぜ普通に生活ができないのか、なぜ勉強もできないのか。医者もわからないと言うので、自分でもどうしてよいのか、長い間、わかりませんでした。でも、田中先生に検査をしてもらって、体調不良の原因が脳血流低下だと、やっとわかって、本当にほっとしました。またどのような治療をすれば治るのかも理論的で納得できたし、治療すれば必ず治る、という先生の言葉を信じることができました」
　「でも、自分はなぜODになってしまったのだろうか、友達はみんな元気で学校で楽しくやっているのに、自分だけ取り残されてしまったように思ったし、親も学校の先生も、『すすむは根性がない』と言っ

ていたので、落ち込んでしまい、いっそ死んでしまったほうが楽かな、とも思いました。でも、先生から『人生は一冊の問題集だよ、立派な人ほど、難しい問題集を抱えて生まれてくるのだ』と言われたのを覚えています。そんな話をすぐには信じられなかったけど、『でも、何で自分は生まれてきたんだろう』と人生の目的を考えるようになりました。家にいる時間が長かったので、本もよく読めたし、自分自身のことや家族のことに向き合って考えることが増えました。その間、親がうるさく言わずに見守ってくれて、ゆっくりできたことは、ありがたかったです」

「元気になった今、振り返ってみると、中学、高校の頃にしんどかったはずなのに、今はその記憶が薄くなって、本当にしんどかったのかな、と思うときがあります。何で全然勉強しなかったんだろう、ひょっとして勉強が嫌で、病気に逃げ込んでいたんじゃないか、なんて気にもなります。だからその分、これからはしっかりと仕事をこなして自己研鑽に励みたいと考えています」

著者は、すすむ君が嬉しそうに挨拶して診察室から去っていく姿に、ODの診療をする喜びを深く感じていました。

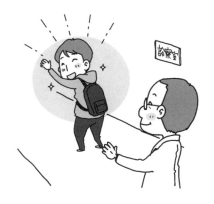

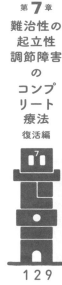

12）仙波恵美子、上勝世、私たちのライフスタイルと辺縁系、自律神経　2021；58：25-31

さらに詳しく
知っておきたい
起立性調節障害
Q & A

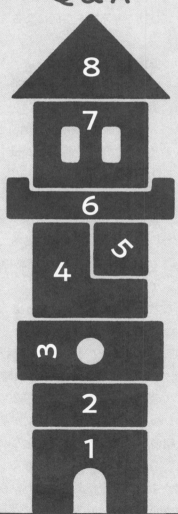

Q1 朝起こしてもなかなか起きられないのは、なぜですか？　夜に早く就寝したら朝に起きられますか？

　夜に早く就寝したら朝に起きられるのは、起立性調節障害（OD）ではない健常な子ども、あるいはODでも軽症の場合です。ODで中等症・重症になると朝に起こしてもなかなか起きられません。

　それには２つの原因が考えられています。１つは、睡眠覚醒リズムが乱れているからです。もう１つは、交感神経機能の活性が低下、特に午前中に顕著に低下しているからです。

　睡眠の質やリズムは、脳の睡眠中枢で調節されていますが、ODの睡眠覚醒リズムの乱れは、睡眠中枢自体が根本原因ではありません。主たる原因は、ODを発症することで日中の活動性が徐々に低下するためです。例えば、ODでは身体がだるいために、動くのがつらくなったり、下校後に夕寝をしてしまうこともあります。夕寝をすると夜になかなか寝つけない経験は、多くの人にあるでしょう。これは睡眠リズム調節に関与している交感神経と副交感神経のリズム（１日24時間の周期）がずれてくるからです。

　交感神経は、健常な人では早朝に活動が最も高く、日中は高く維持されていますが、夕刻からは徐々に低下し、午前０時頃に最も低くなります。逆に副交感神経は、夕刻から徐々に活動性が高まり深夜でピークとなり、早朝では低下するという１日24時間周期です。血圧も交感神経に相当して変動し、日中に高く、深夜で低くなります。

　ところが、ODの人では、元々この周期が乱れやすいのです。もしODを発症し、朝の交感神経活動が活性化しないと、血圧低下や脳血流低下を生じて、身体を起こすことがつらくなり、日中の活動性も低下します。午後から交感神経活動が回復し、夜にもそれが持続すると副交感神経活動が低下しないため、深夜になってもなかなか寝つけな

くなります。その結果、睡眠リズムが乱れてくるのです。すなわち、根本原因として自律神経機能に異常があり、それによって睡眠リズムが二次的に乱れるのです。

　重症ODの子どもが入院治療を受けることがあります。ODの治療プログラムが整っている専門医療機関に入院した場合、朝なかなか目が覚めない子どもでも、入院後、平均して3〜4日で午前7時頃に目が覚めるようになります。夜も10時頃には寝つけるようになります。しかし、朝目が覚めても、なかなか身体を起こすことはできません。なぜなら、血圧・心拍や脳循環などは入院後3〜4日では改善しないからです。夜早く寝かせても、朝に身体を起こせないのは、このような自律神経が関与した病態生理があるからです。夜早く寝たら朝起床できるのであれば、それはODではないか、あるいは軽症ODです。

　もちろん、朝起床できて登校したほうがよいのですが、自律神経機能が改善していない状態で朝に無理やり起こして登校させても、かえって心身に負荷がかかることになり、ODがかえって治りにくくなります。

Q2 朝起こしてもなかなか起きられないのですが、子どもが「遅刻したくないから起こしてほしい」と言います。無理やり、起こしてもよいのでしょうか？

　「起こしてほしい」というODの子どもは実際にいます。しかし、これが本心かどうか難しいところです。身体がだるいので、本音はゆっくり寝かせてほしいのです。起こすかどうか、その対応は、ODの重症度によって異なります。

　軽症ODでは「起こしてほしい」と子どもが求めなくても、保護者が遅刻しないように声かけをして起こしましょう。

　一方、中等症〜重症では、無理やり起こしても、自律神経機能が悪く、全身や脳への血流が悪いため、ふらついたり、頭痛のために身体

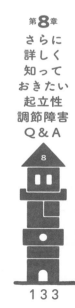

第**8**章
さらに
詳しく
知って
おきたい
起立性
調節障害
Q&A

が動きません。無理に起こして登校したところで、1日中つらいまま
であり、ストレスのためにかえって自律神経機能が悪化します。しか
し、それでも「遅刻したくない、試験に間に合わないので、起こして
ほしい」と子どもが言う場合には、朝の起こし方について親子で取り
決めをしましょう。

1．起床時刻を決める（例えば、7時）
2．7時に身体を起こせるためには、何時から声をかけ始めるか、決
　める（例えば、6時）
3．声をかける回数を決める（6時に、「太郎、起きなさい」と3回
　声かけをするなど）
4．3回の声かけで目覚めない場合には、何分後に声をかけるか決め
　る（例えば、10分後）

　もしこれで起床できなければ、声かけをしないようにします。「起
こしてほしい」というのは、子どもの本心ではないかもしれませんし、
一方、保護者にとっても、延々と声かけするのは、かなりのストレス
です。忙しい朝ならば、なおさらです。親子で事前に取り決めておく
ことで、親子関係の悪化を防ぐようにしたいものです。

**「学校に行きたい」と言うのですが、しんどく
て登校できません。車で送ったほうがよいので
しょうか？**

　原則的には、車で送ることは好ましくありません。自立心
を育む妨げになるからです。しかし、これもケースバイケー
スです。

　保護者が車で出勤する途中で子どもを学校まで送ることができるな
ど、保護者の負担が少ないなど好条件であれば可能でしょう。しかし、
子どもの送迎のために保護者が仕事を辞めたり、休むのであれば、負
担が大きすぎて長続きしません。また、子どもにとっても保護者から

「早くしなさい、遅れるでしょ」と毎日のように言われるのは心理的ストレスになります。

　患者さんのなかには、高校の３年間、学校に送り続けるケースもあります。しかし、高校卒業後も送り続けるのでしょうか？　専門学校や大学進学した後も、就職後も保護者が送り続けることは不可能です。したがって、もし学校まで送るとしても、高校からは車で送らなくて済むように、授業の緩やかな高校、例えば、定時制高校や通信制高校などを進学先の選択肢とするのがよいでしょう。

Q4 頭痛がひどくて起きられません。頭痛薬を服用してもよいのでしょうか？

　ODの子どもの約６〜７割には頭痛が伴います。著者のクリニックを受診した中学生2186名（女子1132名）のなかで、週に２〜３回以上の頭痛有症者は64％です[13]。軽症や中等症では起立性頭痛（起立直後１〜２分以内に生じやすい）で、午前中に強く午後から徐々に改善する場合が多いのですが、重症ODで頭痛が１日中続くこともあります。また頭痛の特徴にも拍動型（ズキズキするタイプ）、絞扼型（締め付けられるようなタイプ）、頭重型とその症状にもバラエティーがあります。

　朝に目が覚めて身体を起こしたすぐ後１〜２分以内に頭痛が起こる場合は、起立動作に伴う一過性の血圧低下・脳血流低下が原因です。この頭痛は、寝ている状態や座っている状態から立ち上がるときに、約30秒以上かけて、頭を下げたままゆっくり立ち上がることで、痛みが軽減します。また起立中に気分が悪くなったりしたときにも、深いお辞儀をするように頭を大きく下げることで、症状が軽減します。

　心理社会的ストレス：ODのなかには起立時の脳血流低下が関連しない頭痛もあります。朝、目が覚めてまだ身体を起こしていない状態

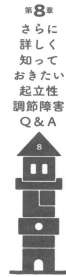

第**8**章
さらに
詳しく
知って
おきたい
起立性
調節障害
Q＆A

8

で、頭痛や頭重感があるケースがあります。このタイプの頭痛の原因には、ほとんどのケースで心理社会的ストレスが潜んでいます。心理社会的ストレスとは、端的にいえば、家庭ストレスと学校ストレス、さらにそれを生じやすい本人の心の特性から生じるストレスです。

家庭ストレス：ストレスが全くない家庭はほとんどないでしょう。兄弟関係、親子関係にも楽しい反面、ストレスもかかります。ご近所づきあいにもストレスがあるかもしれません。また経済状況もストレスになるでしょう。いろいろなストレス因子はあるのですが、通常は皆さん、うまくいくように何とか対応されていると思います。しかし、もしどれかのストレス因子が強すぎて、ODのストレスになる場合があります。例えば、父親が頑固で、ODのことを理解できず、「怠けているんだ、早く起きろ！」と毎日のように繰り返すと、ODの子どもにはかなりの心理的ストレスになります。

学校ストレス：ODの子どもにとって朝起床して通学するのは、かなり心理的負担のかかる作業です。頑張って登校しても、もし学校の先生のODに対する理解が足りないと、「なぜ毎日遅刻するの、頑張りなさい。朝は誰でもしんどいのよ」と励ますつもりの発言が、ODの子どもには強いストレスになります。一方で、クラスメイトとの関係も重要です。さらに、欠席が続くと学業の遅れも不安材料です。

本人の発達行動特性の影響：もし子どもの性格・行動面で隔たりが大きいと、周囲と軋轢を生じやすくなり、園（所）や学校でトラブルを起こすことがあります。例えば、幼児期からこだわりが強い、言語発達が遅れている、音過敏・光過敏・知覚過敏などの感覚過敏がある、意思疎通が悪くコミュニケーションがとりにくい、指示が通りにくい、多動傾向がある、学業では得意な教科と不得意な教科の差が激しい、クラスで唐突な発言をしやすい、などの特徴がある子どもでは、ストレスが強くなる傾向があります。このような特徴があれば、神経発達

症（学校では「発達障害」という名前が使われています）が潜在しているかもしれません。

　この特徴が幼児期からはっきりとわかる場合には、保育園・幼稚園で気づかれるので、小学校就学前検診で診断できるため、支援学校へ入学することが通常です。しかし、神経発達症には、自閉スペクトラム症という疾患があるように、程度が強くない境界域（いわゆるグレーゾーン）は見逃されやすく、一般校に進学します。

　しかし学校の先生は、発達行動学になじみが薄いため、神経発達症の子どもに対して適切な対応ができないことがあります。学校でも家庭でも聞き分けの悪い子どもだと、叱責を繰り返すことがまれではありません。その結果、グレーゾーンの子どもは学校不適応、自尊感情の低下を招き、ストレス関連症状として朝起床困難、頭痛、遅刻・欠席を繰り返すようになります。

　著者のクリニックを受診される子どもたちのなかにも、かなりの割合でグレーゾーンを含めた神経発達症の子どもがいます。このような子どもたちは、神経発達症のないODと比較すると、起床時刻が遅く、遅刻・欠席が多くなり、約8割が不登校状態です。これはODが原因というよりストレス症状と考えられるので、ODの治療をしても治療効果はほとんどみられません。

　もし上記のような性格・行動の特徴が幼少時期からあれば、学校やかかりつけ医に相談して、小児心身症外来や発達外来へ受診することが望まれます。

第8章
さらに
詳しく
知って
おきたい
起立性
調節障害
Q&A

8

Q5 登校できなくて睡眠時間が長くなり、1日1〜2食になってしまって食事の回数が減りました。そのままでも大丈夫でしょうか？

A 　ODの子どもは、しばしば食事回数が減ることがあります。食事回数が少なくなる原因は2つあります。

　1つは、ODでは重症度が強くなると、起床する時刻が午後になることもあります。その結果、食事回数が少なくなり、1日に1〜2回になることもあります。しかし、食事回数が減っても体重が減少することはありません。食事回数が減って摂取カロリーが減っても、日常の活動量も少ないため消費カロリーも減るので、体重はほとんど減りません。この場合には、ODの治療を継続することで改善します。

　もう1つの原因は、ODによって登校できなくて焦ってしまい、気持ちが落ち込み、抑うつ状態になった結果、食欲がなくなり、臥せっている時間が長くなり食事回数が少なくなることです。この場合は、体重が減少します。体重が減少することで、筋肉量が少なくなり、さらに自律神経機能が悪化して、より一層ODが悪化します。この場合は、気持ちが落ち込むため、ODの治療（水分摂取や歩行トレーニング）を実践することが困難になります。食欲がなくなり、体重減少が始まりかけたら、早い時期にメンタルクリニックを受診することが必要です。

Q6 スマホを１日中触っています。スマホを取り上げようと思っているのですが、スマホを止めれば、ODがよくなりますか？

近頃の若者は、ODであろうとなかろうと、ほぼ全員、１日中、スマホを触っているのが現状です。スマホを１日中触っていても、ODの子どももいれば、そうでない子どももいるのです。つまり、スマホを止めればODがよくなる、という単純な問題ではありません。スマホを触っているからODが悪化するのではありません。ここで、ODの悪化要因をもう一度考えてみましょう。以下の項目があります。

(1) 水分摂取が少ない。

(2) 欠席など自宅にいる時間が長く、寝そべったり座ったりする時間が長くなり、日常活動性が低下している。

(3) 睡眠リズムが不規則。

(4) ODが原因で生じるさまざまな精神的ストレス。

(5) 服薬を忘れる。

スマホ操作を連続して行った場合、もし(1)〜(5)の悪化要因が積み重なると、ODが悪化します。逆に言えば、(1)〜(5)が生じないようにすれば、スマホ操作を連続的に行っていたとしても、悪影響はないことになります。

すなわち

(1) 水分摂取が少ない。

→ スマホ操作中にも、１時間ごとにこまめに水分を摂るように、スマホにアラームをセットする。

(2) 欠席など自宅にいる時間が長く、寝そべったり座ったりする時間が長くなり、日常活動性が低下している。

→ スマホ操作中も、寝そべったり、座ったりせず、室内でウロウロと歩きながら操作する。

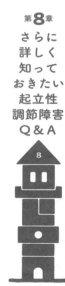

第8章
さらに
詳しく
知って
おきたい
起立性
調節障害
Q&A

139

(3)　睡眠リズムが不規則。

　　→ 午後11〜午前0時には、スマホ操作を中止する。

(4)　ODが原因で生じるさまざまな精神的ストレス。

　　→ 学業の遅れ、友人からの疎外感、親子関係の悪化が生じないように、スマホ操作を切り離して、精神的ストレスを軽減するような工夫をする。

(5)　服薬を忘れる。

　　→ スマホで服薬時間をアラームにセットすることで怠薬を解消する。

　このように工夫することで、連続的なスマホ操作の悪影響を低減することができます。子どもがスマホさえ止めれば、ODがよくなるわけではありません。スマホを触らないでも、水分を摂らなかったり、テレビを見ながらゴロゴロしていては、ODは悪化します。子ども自身が、どうしたらODが改善するのか、その理屈をしっかりと学ぶことが、最も大切なことです。保護者が上記の(1)〜(5)について子どもを説得するのは、かなり困難です。むしろ親子喧嘩になることもあります。担当医から子ども本人に、ODを改善するための疾病教育をしてもらうのがよいでしょう。

> **Q7** 朝起きることができず、不登校状態が続いています。一度、医療機関に受診させたいのですが、「絶対に嫌だ」と言い、言うことを聞きません。どうしたらよいのでしょうか？

　子どもが医療機関への受診を拒否する主なケースは2つあります。

　1つは、子ども自身が自分はODと思っていないケースです。すなわち、朝起床できない、登校できない理由が、ODではなく他にあると子ども自身が思っているケースです。例えば、友人関係でトラブルがあるが、誰にも話せず黙っていることもあります。嫌なこ

とがあり登校したくないけれど、それを保護者に吐露できない場合、医療機関に受診して「ODではありません」と診断されることを恐れているからです。この場合、学年が変わったり、進学するとOD症状が消失します。嫌がる子どもを無理やり医療機関に受診させる必要はないことになります。

　もう1つは、子どもが保護者に反抗して、医療機関への受診を拒否し続けるケースです。朝起床困難で遅刻・欠席を繰り返すと、通常、保護者は「怠けているのではないか」と叱責したり、「頑張れ」と激励するでしょう。反抗期を迎えた思春期であれば、保護者に口ごたえして親子関係が悪くなります。その結果、保護者の提案を拒否するようになります。もし、無理やり医療機関を受診させても、診察受付の場所で、親子で大喧嘩することもあります。著者のクリニックでも時々見かける光景です。もし、ODと診断しても、子どもが治療に積極的になるはずもありません。いったんこじれた親子関係を修復するのは苦労するものです。かえって部屋にこもったりして活動量が低下し、さらにODが悪化します。

　以上のことから、子どもが医療機関への受診を納得するまで、やんわりと説明し、ゆっくり待ってあげる心の余裕をもつことが大切です。

第**8**章
さらに
詳しく
知って
おきたい
起立性
調節障害
Q＆A

Q8 十分な水分をこまめに摂取するようご指導いただきましたが、食べ物の制限（避けたほうがよいものなど）やODによい栄養食品はありますか？

　ODの子どもにとって特別な食事療法はありません。平均的な食事をすることで十分です。体内の血液量を増やすために、こまめな水分摂取（合計で1日1.5〜2L、夏は発汗量を追加）を心がけてください。特に、夏には塩分を日常の摂取量に加えて、約3g余分に摂るとよいでしょう。

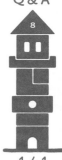

避けたほうがよい食品は、一般的にエナジードリンクとよばれているものです。カフェインがかなり多めに含まれているので、眠気が来ないように毎日服用している子どもがいます。カフェインは連用すると習慣性を起こす可能性もあり、また利尿作用があるので体内水分保持能力の低いODの子どもには勧められません。コーヒー、紅茶などのカフェインの含有量が多いものもあまりお勧めできません。

　「鉄分を摂ったほうがよいのか」という質問も多いです。鉄は赤血球中のヘモグロビンの産生に不可欠です。ヘモグロビンは酸素と結合し、全身の組織に酸素を供給します。鉄欠乏性貧血では、血中ヘモグロビン濃度が低下するので、ODとよく似た症状を起こすことがあります。したがって、鉄欠乏性貧血と診断されたら鉄剤を服用する必要があります。

　ODガイドラインでは、診断に際して、鉄欠乏性貧血は除外診断する必要があるとされています。この診断は、血液検査のできる医療機関であれば容易にできますので、心配な方は受診されるとよいでしょう。

Q9　ODと診断されましたが、学校の先生に伝えたほうがよいのでしょうか？　そのときの注意点はありますか？

　学校には伝えたほうがよいでしょう。ODの子どもは、たびたび遅刻したり、欠席することがあります。もし学校側がODと知らされていなければ、教師が子どもに「遅刻しないように朝早く起きなさい、怠けてはいけません」などと注意するでしょう。さらにクラスメイトから「なぜ遅刻や欠席をするのか」とたびたび質問されて、不愉快な思いをすることもあります。

　もし、遅刻や欠席をしておらず外見上は普通に見えるODの子どもであっても、医療機関でODと診断されたのであれば、学校に伝えた

ほうがよいでしょう。なぜなら、体育の授業などで突然失神して倒れて怪我をするなど、危険な事態も起こりうるからです。

　注意点として、学校に伝える際には、ODの子どもの同意を取っておくことです。自分の病気のことを知られたくないという思いから、「学校には言わないでほしい」と言う子どももいます。また、クラスメイトに知られると特別な目でみられるかもしれないという不安をもつ子どももいるからです。なぜ学校に伝えないといけないのか、なぜクラスメイトにも伝えるのか、という理由を子どもに十分に理解させた後に、学校に伝えるのがよいでしょう。

　学校への伝え方は、保護者が担任教師に直接口頭で、子どもの症状と「ODと診断された」と伝えればよいでしょう。もし、学校側から診断書の提出を求められたら、主治医に依頼してください。年度初めには、学校側から学校生活管理票の提出を求められることもあるので、それも主治医に依頼してください。

 Q10 薬の飲み方について、朝は目覚める前に口に入れたほうがよいのでしょうか？

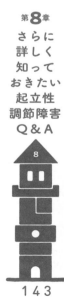

　ODの治療で薬物療法を行うことがあります。薬剤としてミドドリン塩酸塩の内服薬が多く使用されていますが、これは血圧を上げる効果があります。服用後、約1時間で血圧が徐々に上がってくるので、理論的には起床する約1時間前に服薬するのがよいとされています。それを実行するためには、早朝、子どもがまだ眠っている間に、服薬させなければなりません。子どもが自分で起きて服薬することは困難です。そうなると保護者が服薬させる必要があります。子どもの意識がはっきりしていない状態で、服薬させるのは至難の業です。1週間程度なら続けることはできますが、長期間になると保護者は疲れ果ててしまいます。そこで、次のような方法が勧められます。

(1)　重症度が軽症であれば、薬物療法の開始後、比較的短時間で効果が期待できるので、実行してみましょう。ミドドリン塩酸塩錠には、口腔内崩壊錠という薬剤があり、水なしで服用できます。

(2)　重症度が中等症～重症になると、起床1時間前に服用しても、それで遅刻せず登校できるほどの効果は期待できません。服薬させようとしても口を開けなかったり、無理に口を開けようとすると噛まれることもあり、かえって親子にとってストレスになります。このような場合には、枕元に薬を用意しておき、子どもが目覚めたときに自分で服薬するようにしましょう。

 Q11 薬を起床時と夕食後に服用するように指示されたのですが、昼夜逆転の生活になってしまって、どのタイミングで服用したらよいのでしょうか？

 　ODの薬物療法は、すべて対症療法です。対症療法とは、病気を根本的に治療する方法ではなく、症状を和らげて日常生活を助けるために行います。したがって、子どもが日常活動を開始するとき、起床したとき（午後に起床した場合でも）と、就寝前に自主的に服用するようにします。

　ODの子どもが昼夜逆転生活になる場合、ほとんど登校できないで自宅にいます。朝に起床できないので、午後になってようやく身体を起こせる状態になってから、日常生活を始めるケースがほとんどです。体調がよければ外出することもありますが、ほとんどは自宅で、自分の体調に合わせた生活をしています。その結果、登校していた頃と比べると、ODの症状が軽減するようになってきます。そうすると子どもは積極的に薬を服用しようとしなくなるのが普通です。無理やり保護者が服用を促しても効果がありません。また服用したからといって昼夜逆転は簡単には治りません。

このようなケースでは、薬物療法は子どもが自主的に服用するまで見守るほうがよいでしょう。放課後のクラブ活動だけは参加したい、友達と遊びに行きたい、という日もあると思います。その際には、前日の就寝前と当日の起床時に服用することで、外出時の症状緩和に役立つでしょう。できるだけ子ども自身が自主的に服用する習慣をつけることが大切です。

Q12 体調がすぐれず、思うようにできないとイライラしてかえって動けなくなるようです。やりたいことができない苛立ちを親にぶつけることもあり、そのときにどう対応してよいのか困っています。

　A　ODの中等症や重症になり、登校できなくなると、友達と疎遠になり、また勉強の遅れも気になります。子ども自身も何とか登校しようと焦るために、ストレスが溜まって情緒不安定になりイライラします。多くの悩みを抱えると誰でもじっとして考え事をしますが、ODでも同じように活動性が低下します。自分の部屋にこもって動かなくなります。それがかえって自律神経機能を低下させてODを悪化させます。その一方で保護者も心配のあまり、ついつい、「少しでも身体を動かしたら？」「スマホばかり触っていないで、早く寝なさい」と口を挟むと、ストレスが爆発して、身近にいる保護者にイライラをぶつけてくることは少なくありません。子ども自身もスマホをやりすぎているし、早く寝ないといけないことは知っているので、それを親が叱るように指摘すると、いわゆる逆ギレ状態になるのです。

　子どもがイライラしているときには、できるだけ保護者は口出しをしないようにして、見守るようにします。さらに、子どもがイライラしていないときにも、できるだけ批判的な発言は控えたほうがよいで

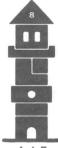

第**8**章
さらに
詳しく
知って
おきたい
起立性
調節障害
Q&A

8

しょう。

Q13 高校3年生で大学受験を考えています。OD症状があり、勉強に集中できません。大学受験を乗り切るためにはどのようにしたらよいですか？

A 大学受験は、高校生にとって人生の大きな難関です。大学の附属高校からその大学に試験なしで進学できる人もいますが、極めて少数でしょう。その大きな難関を乗り越えるには、学力だけでなく体力も必要とされます。しかし、ODの子どもは、中学から欠席しがちであり、学業が遅れることが多く、受験を乗り越える体力も低下していることが多いのです。特に体力面で最大の問題点は、OD特有の病態である脳血流低下です。これは起立中だけでなく、座っていても起こります。

　人は学業などで思考している最中には、脳は多くの酸素と栄養物を必要とするため、それを供給するために脳血流を増す必要があります。特に思考活動の中枢である前頭葉が多くの血流を必要としますが、ODでは座位や立位での前頭葉への血流が非常に低下します。そのためにODの子どものなかには、「勉強している最中は、まるで古いパソコンでゲームをしているようだ。ゲームが途中で止まってしまい、カーソルがクルクルと回っているみたい」と言います。あるいは、「宿題で読書感想文が出たので、その本を1時間ほどで読み切った直後に、『さあ、これから感想文を書こう』と思ったけど、読んだ本の内容を全部忘れてしまって思い出せませんでした。先生、自分は読書感想文を書けません」と嘆いていました。

　皆さんも、古いパソコンで作業したとき、保存しようとしたつもりが、パソコンの不具合でファイルセーブできていなくて、とても困った経験があるかもしれません。もう一度最初からその仕事をする気に

はなれませんね。ODの子どもたちが勉強している最中には、これと
よく似た状態が起こっているのです。ODのために欠席しているのだ
から、「せめて自宅で勉強しなければ」と机に向かっていても、さっ
ぱり進まないのは、このような理由があるのです。塾に通っていても
思うように勉強が進まない、学力が上がらないという場合には、塾の
回数を減らしたり、いったん休むことも考えましょう。保護者はこの
ようなODの病態生理をよく理解しておくことが大切です。

　大学受験を乗り切るためには、ODの重症度にもよりますが、中等
症〜重症であれば、まずODの治療を優先しましょう。受験勉強は焦
らずに、自分の好きな教科を中心に、自分のできるペースで無理なく
進めていく、という方針を立てることが大切です。

　もし焦りが強くなり、イライラ感、気分の落ち込みもひどくなり、
夜には悪夢を見るなどの精神症状が出てきたら、早めにメンタルクリ
ニックを受診するほうがよいでしょう。

Q14　ワクチン接種は普通に受けてもよいですか？

　ODの子どもは、健常な子どもと同じようにどのワクチン
も接種することができます。しかし、注意点があります。
　注射した後に、顔色が悪くなり気分不良で倒れる人がいま
す。これは精神的ストレスが原因の場合もありますが、そうでない場
合もあります。注射針を皮膚に刺入すると、その痛み刺激で数秒以内
に突然の血圧低下を生じる人がいるからです。

　この突然の血圧低下は、フィノメーターなどの非侵襲的連続血圧測
定装置を使うと発見できるのですが、測定に時間のかかる通常の血圧
計は見逃してしまうことが多いのです。これは痛みに伴う自律神経反
射で、ODの子どもは起こしやすい可能性があります。精神的ストレ
スとは直接的な関係はありませんが、注射が怖い怖いと思っていると

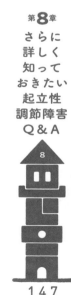

第8章
さらに
詳しく
知って
おきたい
起立性
調節障害
Q&A

8

起こしやすくなります。

　したがって、ODの子どもで注射針を刺入する場合には、必ず、ベッド上で横になって注射してもらいましょう。また注射後10分程度はベッド上で安静にして様子を観察してもらうのがよいでしょう。またワクチン接種の問診の際には、基礎疾患としてODがあると申告しておくことをお勧めします。

　最近は、コロナワクチンを接種する機会が増えました。ほかのワクチンと違ってコロナワクチンは副反応が強いです。痛みのほかに、発熱、食欲低下、全身倦怠感があります。だるさで2〜3日間、ベッド上に横になる時間も長くなりがちです。

　しかし、これは本書で述べたように、デコンディショニングを悪化させます。コロナワクチンを接種した後にODが悪化したという人も少なくありません。コロナワクチンが原因でODが悪化するのか、まだ科学的根拠はありません。しかし、副反応のためにデコンディショニングとなり、それが自律神経機能を悪化させているのは事実でしょう。したがって、熱が下がれば、できるだけ横にならずに通常の日常生活に戻るように心がけてください。

13）田中英高、頭痛診療のTopics、起立性調節障害（OD）に伴う頭痛、medicina. Vol.59（13）　2022；2470-2473

著者紹介

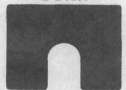

田中　英高
（たなか・ひでたか）

OD低血圧クリニック田中院長。1980年
大阪医科大学卒業。1986年同大学院修了
（医学博士）、同小児科助手。1992年ス
ウェーデン、リンショッピン大学客員研
究員。トレシウス教授に師事。1994年ス
ウェーデン資格医学博士取得、大阪医科
大学小児科講師。1997年大阪医科大学小
児科助教授。2008年日本小児心身医学会
理事長。2014年OD低血圧クリニック田
中院長。専門領域は、起立性調節障害、
不登校などの心身症。日本小児心身医学
会・小児起立性調節障害診断・治療ガイ
ドライン作成委員会委員長

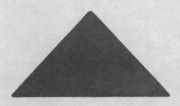

図とイラストでよくわかる
子どもの起立性調節障害
─最新の診断・治療から日常生活のサポートまで─

2023年4月5日　初　版　発　行
2023年9月15日　初版第2刷発行

著　者
田中英高

発行者
荘村明彦

発行所
中央法規出版株式会社
〒110-0016
東京都台東区台東3-29-1　中央法規ビル
03-6387-3196
https://www.chuohoki.co.jp/

印刷・製本
株式会社アルキャスト

ブックデザイン
mg-okada

本文イラスト
尾代ゆうこ

定価はカバーに表示してあります。
ISBN978-4-8058-8827-8

本書の内容に関するご質問については、下記URLから「お問い
合わせフォーム」にご入力いただきますようお願いいたします。
https://www.chuohoki.co.jp/contact/